地域リハビリテーション原論
Ver.7

COMMUNITY
REHABILI-
TATION

茨城県立健康プラザ

大田仁史

医歯薬出版株式会社

This book was originally published in Japanese
under the title of :

CHIIKI RIHABIRITESHON GENRON
  (Principles of Community Rehabilitation)

OTA, Hitoshi
  Manager, Ibaraki Health Plaza

© 2001　1st ed., © 2020　7th ed.

ISHIYAKU PUBLISHERS, INC.
  7-10, Honkomagome 1 chome, Bunkyo-ku,
  Tokyo 113-8612, Japan

第7版にあたって

2025年には団塊世代（1947～49年生まれ）が後期高齢者になり，さらに2040年にはこの人たちが亡くなり始め，第2団塊世代が65歳以上になる．団塊世代の人たちは価値観が多様といわれるが，その後に続く世代間との考え方，生き方も大きな違いがみられる．少子化は一段と進み，人口減少は多くの地域に過疎化を生みつつある．大都市であっても，集中化が進むところと中心地が空洞化するところがあり，また辺縁部でも高齢化と過疎化が進むところもみられる．一方で，富裕層と貧困層との格差が目立つようになった．リハビリテーションの世界では，「自費リハビリ」などは富裕層に限られる，などである．

国は全世代型の社会保障の検討に入っているが，この議論はめずらしいことではなく，何年も前から全世代型サービスの必要性が問われてきた（地域リハビリテーションの定義：日本リハビリテーション病院協会，同病院・施設1991, 2001. これからの地域福祉のあり方に関する研究会報告書，2008年）．後に生まれた地域包括ケアシステム研究会（いずれも田中滋委員長）もこの観点からたびたび省庁間，部局間の縦割りの是正を訴えていた．

しかし，長年縦割りで生じた壁を取り除くことは口で言うほど容易ではない．医療施設間の連携，福祉サービス事業所間の連携も十分ではなく，ましてや医療と介護の間の壁は厚く，その連携は進みにくい．医療と福祉（介護）の連携は同一経営母体の複合施設以外は進んだという話は聞かない．現実的には，このような縦割りになった制度を横に串刺しにするような改革が必要であるといわれても一般住民には遠い話になる．

そのような困難な課題を抱えるからこそ，地域包括ケアシステムや地域リハビリテーション支援体制の高い理念とそれに基づく活動の必要性が叫ばれ続けてきたのである．

地域リハビリテーションと地域包括ケアシステムの理念はほぼ共通しており，その目的は，「住民や当事者と協働して，地域全体がそこに存在するあらゆる生活上の課題を包摂し，解決していけるよう地域が変革することにある」とされている．住民サイドからしてみれば，高齢化に伴う課題や制度の未整備，サービスの量の不足に関しては予想できたはずなので，いまさらいわれても困る，といえる

だろう．ただそれはそれとして，自分の問題であるので，災害の警戒レベル5く
らいの認識，すなわち自分の命は自分で守る覚悟をもたなければならないと思
う．すなわち，時代の問題を深く認識し，自衛的に何をすべきか考えるべきなの
だ．専門職はその手助けをすべきである．住民が何を学習し，どう行動すればよ
いのか具体的に提示すべきなのである．

　本書はそのような課題解決のための政策や細かいハウツウを論じる書ではな
い．地域リハビリテーションの考え方，現実の臨床的な課題を筆者の臨床経験か
ら論じたものであり，これから地域リハビリテーションを学ぶリハビリテーショ
ン関係の学生，その教官，リハビリテーション領域で働き始めた専門職に少しで
も地域リハビリテーションの本質を考え，またその一部を身近に感じてもらうこ
とを意図して書かれたものである．

　いずれにせよ，これから2, 30年は異次元の高齢社会になるのは避けられない．
筆者を含め，その当事者がその時代を少しでも人間らしく暮らせたと思えるよう
な社会になることを願ってやまない．

　　　　　令和元年9月30日

　　　　　　　　　　　　　　　　　　　　　　　　　　大　田　仁　史

はじめに

　「地域リハビリテーション」という言葉がようやく市民権を得るようになった．何をもって正式とするかは別として，厚生省（現在，厚生労働省）がはじめて使ったのは，おそらく1999年に地域リハビリテーション支援推進事業の検討が始まってからだと思う．日本リハビリテーション医学会では随分前から使われていた．しかしその定義はなく，当初は「地域とは何ぞや」といった哲学的な話から在宅での理学療法の方法論まで，ないまぜになった議論が展開されていた．しかもなお現在もマイナーな領域である．全国地域リハビリテーション研究会が発足したのは25年も前であったが，この会でも定義を明確にするにはいたらなかった．1991年に日本リハビリテーション病院協会（現在，日本リハビリテーション病院・施設協会）の地域リハビリテーション検討委員会が，今後変更されうることを前提に，それまでの多くの議論を集約するかたちで定義したものが現在では一般的になりつつあるように思う．

　たしかに「地域」と「リハビリテーション」の双方とも広い意味合いで使われてきた言葉であるので，合成された「地域リハビリテーション」をきちんと定義しようとするとなかなかむずかしい．そういう意味からしても，その落ち着き先はなお不透明かもしれない．ただ，ノーマライゼーションに向かってあらゆる領域の活動を包含していこうとする流れで整理しようとするのは，大方の了解するところではないかと思う．

　このような状況のなかで少子高齢社会を迎えてしまった．病院をはじめとして，施設，在宅の現場には具体的なリハビリテーションケアのニーズが高まる一方である．介護保険の導入と同時に「介護予防」や「リハビリテーション前置主義」といった新語も登場した．そのいずれも，理学療法や作業療法などリハビリテーション医療の中心的な技術を保健や介護の現場に導入しようとするものである．保健から始まって福祉の領域まで，確実にリハビリテーション医療で培われた技術が必要とされる時代になったのである．

　たしかに技術としてのリハビリテーションは急速に進歩した．しかし，よくよく現場をみてみると，急性期の医療においても福祉施設においても，また在宅サービスにおいても，リハビリテーションケア（リハビリテーション・ケアでは

ない）の絶対量が不足している．もちろん専門職種が不足しているのだが，一方翻って考えてみると，リハビリテーションの思想・技術がまだまだ医療者，福祉関係者，一般に普及していないように思える．がんを予防するのと同じように寝たきりになることを予防する感覚が乏しい．人々の多くが，人間にふさわしいケアのなされないがんの末期と同じように，寝たきりの状態がいかに非人間的であるかを知らないのである．そして何より悲しいのは，悲惨な姿の寝たきりになることが十分防げることを知らないことである．

　21世紀は人権の時代ともいわれる．人権の反対の極は虐待である．つくられた寝たきりはまさに虐待である．ハビルス（habilus）の語源はラテン語で，適する，ふさわしい，という意味であることはリハビリテーションを学ぶ者はだれでも知っている．これはまさに虐待のアンチテーゼである．リハビリテーションの理念は，疾病や障害，老衰などによって人から人間らしさを奪わない，すなわち虐待をしないという決意の表明ともいえる．この理念がすべての人々の常識になることを願う．

　どんな姿になろうとも人間が人間でなくなるわけではない．人間が人間であるために根本的に求められることは何か．それはかかわる者がその人をどれだけ人間としてみることができるかにかかっている．現在，リハビリテーションはそのことを医療の現場に厳しく問いかけている．保健や福祉の現場においても同様ではなかろうか．リハビリテーションの理念と技術は，保健・医療・福祉を含め生活にかかわるあらゆる領域に求められている．リハビリテーションケアという言葉が一般的に使われるようになることを期待したい．

　茨城県立医療大学の理学療法学科，作業療法学科，看護学科の地域リハビリテーション概論の講義用にノートを作った．500部ほど印刷したが不足してしまった．地域の課題は日々変わる．教材も柔軟に対応しなければならない．変革の時代には進んで時代を切り拓く考えも提示する必要がある．そのようなことを考えながら毎年自分で編集するのは正直しんどい．そのことを医歯薬出版の岸本舜晴氏に話したところ，私見を含めて論ずること，場合によっては毎年改変することも可能であるとの配慮をいただき，「原論」としてこの書を上梓することを勧められた．ご批判は大歓迎．繰り返し改定して論を深め，学生諸君に必要に応じ新しい原論を提示できればこんな幸せはない．

　　　平成13年盛夏

　　　　　　　　　　　　　　　　　　　　　　　　大　田　仁　史

地域リハビリテーション原論　Ver. 7

目次

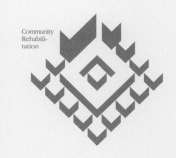

Community
Rehabili-
tation

第 7 版にあたって

はじめに

PROLOGUE ··· 2
　一般医学の関心とリハビリテーション医療の関心のベクトル ··············· 2
　　　新しい地域生活の縁
　医師や医療者の関心 ·· 4
1. 地域リハビリテーションとは ·· 7
　①地域リハビリテーションの本質とは何か ·· 7
　②思想としての地域リハビリテーション ··· 7
　　　それぞれのレベルでの制限と制約，そのなかでの自己変革／環境問題と似
　　　たモデル
　③地域リハビリテーションの定義 ·· 8
　　　日本の定義（1）（2）（3）
　④インクルージョン（包摂）という考え ··· 10
　⑤地域包括ケアシステム ·· 12
2. 地域リハビリテーション活動の基本 ·· 14
　　　地域のリハビリテーション・ニーズに応えるために／ICF／基本姿勢／基
　　　盤づくり／直接的支援活動／組織化活動／連携／教育・啓発活動／専門職
　　　の仕事／4 つのバリアとリハビリテーション活動／さまざまな活動
3. 在宅リハビリテーションと病院（施設）内リハビリテーションの考えかたの
　　整理 ·· 20
　　　地域リハビリテーションは包括的な取り組み／地域でのチームワーク／在
　　　宅はリハビリテーション医療提供の場の一つ（第 2 次医療法改正）／在宅
　　　療養ができる住環境／3 つの M あるいは 6M1S／高齢者の生活の場はある
　　　のか／中間施設である老人保健施設の役割
4. 地域リハビリテーション活動の時代的流れ ······································ 24
　　　第 1 期（個別活動期：〜1983（昭和 58）年頃まで）／第 2 期（全国展開
　　　期：〜1999（平成 11）年頃まで）／第 3 期（再編・混乱期：〜現在）／第
　　　4 期（充実期：〜将来）
5. 制度にみられる地域リハビリテーション ··· 28

老人保健施設〔1986（昭和61）年，老人保健法〕／第2次医療法改正〔1992（平成4）年〕／介護保険法〔1997（平成9）年成立，2000（平成12）年4月実施〕／地域リハビリテーション支援体制推進事業〔1999（平成11）年3月にマニュアルを発表〕／支援費制度〔2003（平成15）年4月〕から障害者自立支援法に〔2006（平成18）年4月〕，そして障害者総合支援法〔2013（平成25）年4月〕に移行／改正介護保険法〔2005（平成17）年6月改正，2006（平成18）年4月施行〕

6. 老人保健法の消滅と地域支援事業 ………………………………………35
市町村に義務づけられた事業／保健師の地区担当制／事業の拡大と住民参加型のシステム／健康増進法と介護保険でこの機能を挽回できるか／地域支援事業

7. 介護保険法と介護予防 ……………………………………………………38
介護保険／介護保険のなかのリハビリテーション／介護予防とリハビリテーション／介護予防に働く力／介護予防が必要とされる根拠／地域包括支援センター／介護給付までのシームレスな流れ／2040年に向けた挑戦

8. 介護予防とシルバーリハビリ体操指導士養成事業 ……………………50
介護予防の概念／地域活動の要諦〜活動家を選ぶ，育てる，組織する，フォローする〜／体育学的手法と動作学的手法の協働のために／福祉領域との連動のために／目標設定にJ・ABCランクの活用を／介護予防運動の考えかた／茨城県のシルバーリハビリ体操指導士養成事業／介護予防の効果の判定／今後の展望

9. 退院してから苦難のリハビリテーション …………………………………59
なぜ退院してから元気がなくなるのか／入院時と退院時の心身機能の比較／原因に7つの心／孤独地獄とピアサポート／ピアの意味→患者会，家族の会／在宅生活からみて入院中に取り組むべき課題／リハビリテーション専門職種の仕事の特殊性

10. 閉じこもりの予防 …………………………………………………………64
寝たきりへのプロセス／出ない，出さない，出られない／行き先がない，が最大の問題／訪問リハビリテーションの大目標／守るも攻めるもこの一線／越えねばならぬこの一線／人づくり，まちづくり，そしてノーマライゼーション／交通バリアフリー法から新法へ／閉じこもりのアセスメント

11. 介護期・終末期のリハビリテーション …………………………………68
リハビリテーション医療・ケアの流れと目標設定／境界が不明瞭／からだで示す終末期のケアとリハビリテーション／介護期リハビリテーション／

右肩下がりの評価

12. 地域リハビリテーションにかかわることなど……………………………72
　　当事者の意見と当事者の参加／第1回国際失語症週間：国際失語症協会の
　　呼びかけ［2000（平成12）年6月］／ボランティア活動の意味／プロボ
　　ノ／障害者スポーツ／ユニバーサルデザイン（UD）7つの原則／ADA
　　法／障害者差別解消法〔2013（平成25）年6月〕

　　　［付録］各種評価法等……………………………………………………75
　　　索　引…………………………………………………………………86

図1　医学の関心のベクトル … 2
図2　障害をおうと崩れる地域社会の縁 … 3
図3　障害者の地域の縁 … 3
図4　病期と医療の関心 … 4
図5-1　主要評価10年 平均得点の推移 … 5
図5-2　QOL；QUIK 4尺度平均得点の推移 … 5
図6　情緒的支援ネットワーク尺度（宗像）の経年的変化 … 6
図7　地域リハビリテーションの概念 … 8
図8　地域における「新たな支え合い」の概念 … 11
図9　地域包括ケアシステム概念図の変遷 … 12
図10　地域包括ケアシステムの姿 … 13
図11　地域リハビリテーションに関連する主な要因 … 14
図12　国際生活機能分類（ICF）… 15
図13　地域リハビリテーション支援体制について … 29
図14　地域リハビリテーション・ネットワーク図（茨城県2019年4月現在）… 30
図15　地域におけるリハビリテーションの提供体制 … 31
図16　今後の地域リハビリテーション推進システム図 … 32
図17　支援費制度のしくみ … 33
図18　機能訓練事業の流れと広がり … 35
図19　地域支援事業の全体像 … 36
図20　「地域包括ケアシステム」にかかわる法・制度整備の大きな流れの整理 … 37
図21　要介護認定の申請から認定まで … 38
図22　高齢者の介護保険等の制度とリハビリテーション医療の関係 … 39
図23　介護予防という概念とリハビリテーション医療の位置 … 40
図24　一体的介護予防で結びつける … 41
図25　介護保険下で介護予防に働く力 … 42
図26　認定状況の変化（認定者：7,878人）… 43
図27　要支援・要介護の高齢者増加（介護保険事業状況報告より）… 43
図28　地域介護・福祉空間整備等交付金の仕組み … 44
図29　予防重視型システムへの転換（全体概要）… 45
図30　地域包括支援センターのイメージ … 46
図31　地域リハビリテーション推進支援体制と地域包括支援センターとの関係概念図 … 47
図32　加齢と要介護度認定率の関係 … 48

図 33　2040 年に向けた挑戦 … 49
図 34-1　体操指導士養成 … 51
図 34-2　体操指導士会の組織 … 51
図 35　身体活動と介護予防の関係 … 51
図 36　高齢者の身体状況と体操の関係 … 52
図 37　B ランクの人の動作・行動の目標 … 53
図 38　高齢者の介護予防「運動」の考え方 … 54
図 39　対象者と各種の体操（運動）の適応 … 55
図 40　シルバーリハビリ体操指導士養成システム（茨城県　2019 年現在）… 55
図 41　体操教室数の分布図と実施回数 … 56
図 42　2018 年度体操指導士活動実績 … 56
図 43　2010 年度軽度者（要支援 1-2，要介護 1）介護認定率と指導士の関係 … 57
図 44　2006〜2011 年度の割合の増減 … 57
図 45　地域包括ケアシステムにおける生活支援活動提供の考え方 … 58
図 46　孤独の殻を破るピアサポート … 62
図 47　退院へのソフトランディングな移行 … 63
図 48　閉じこもり症候群 … 64
図 49　基本姿勢：守るも攻めるもこの一線 … 65
図 50　越えねばならぬこの一線 … 66
図 51　交通バリアフリー法 … 67
図 52　リハビリテーション医療・ケアの流れ … 68
図 53　遺体採点（減点による）… 71
図 54　J・ABC ランクに基づく「終末期」のケアと身体活動のイメージ変化 … 71

表

表 1　主な地域リハビリテーション活動等の年表 … 26
表 2　介護保険の改正（平成 17 年 6 月 22 日）… 33
表 3　40〜64 歳の人が対象となる特定疾病（厚生労働省）… 39
表 4　入院時と退院後の支援内容 … 60
表 5　「閉じこもり」アセスメント（簡略版，厚生労働省，2000）… 75
表 6　Barthel Index（BI）… 76
表 7　障害高齢者の日常生活自立度（寝たきり度）判定基準（厚生労働省）… 77
表 8　認知症高齢者の日常生活自立度判定基準（厚生労働省）… 77
表 9　SDS：自己評価式抑うつ性尺度（Self-Rating Depression Scale）… 78
表 10　QUIK：自己記入式 QOL 質問表
　　　　（self completed Questionnaire for QOL by Iida and Kohashi）… 79
表 11　QUIK 集計表 … 80
表 12　老研式活動能力指標 … 81
表 13　在宅の中高齢者の SR-FAI 標準値… 81
表 14　社会生活能力評価-日本語版 FAI（Frenchay Activities Index）自己評価表 … 82
表 15　HDS-R：改訂長谷川式簡易知能評価スケール … 83
表 16　情緒的支援ネットワーク尺度（宗像恒次，澤俊二により一部改訂）… 84
表 17　基本チェックリスト… 85

地域リハビリテーション原論
Ver.7

COMMUNITY

REHABILI-
TATION

一般医学の関心とリハビリテーション医療の関心のベクトル

　図1でみるように，現代医学の関心の方向（ベクトル）は，生活者としての人間を生物としてのヒト，さらには器官，臓器，細胞，染色体，遺伝子といった分析・細分化する方向にある．医学の社会的応用といわれる医療では，スローガンとしては「疾病でなく，疾病に苦しむ人間をみよ」といわれてきたが，現実は疾病の診断が最重視されている．診断は見えざる病因を可視下におこうとする．数ミリリットルの血液から何項目もの検査データを読み取り，CTやMRI，超音波診断や内視鏡など，その進歩はとどまるところを知らない．しかしその一方で，みえざるもの，たとえば患者の生活背景や心理に関しては，それほど重視されていないきらいがある．

　病や障害に苦しむ生活者としての人をみようとするリハビリテーション医療が，進歩の早い現代医療の現場でその位置を獲得することは容易ではない．大病院や大学の付属病院などでリハビリテーション医療に携わる者が居心地の悪さを感じる根本原因はそこにある．そのことを認識したうえでなおリハビリテーショ

図1　医学の関心のベクトル

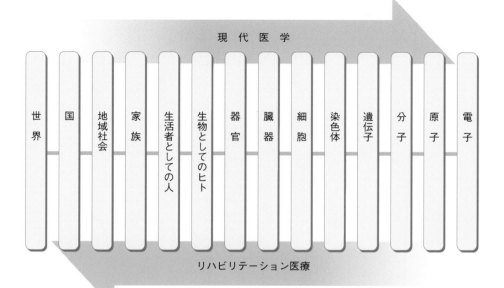

現代医学

世界　国　地域社会　家族　生活者としての人　生物としてのヒト　器官　臓器　細胞　染色体　遺伝子　分子　原子　電子

リハビリテーション医療

ン医療の重要性を語る努力を必要とする.

　科学技術は自然増殖的に進歩し，その進歩する技術のごくわずか後方に位置しながら医学も進む．技術としての進歩は必ずしも生活者の全貌〈ぜんぼう〉に迫るものではなく，むしろ遠ざかる．生活者であるわれわれが医学と接するとき，冷たさを感じるのはそのためとも考えられる．医学がまずヒトを細分・分析化し，その先にヒトの全貌を捉えようとする努力も遠大であるが，その反対のベクトルにある生活者を統合的に捉えるにもまた遠大な努力を必要とする．リハビリテーション医療のベクトルの先には地域リハビリテーションの思想が必要なゆえんである.

新しい地域生活の縁

　生活者として人をみるとき，その周辺には家族があり，友人，職場の人々，そして近隣地域とのかかわりを抜きにしては考えられない．病者はまさしくそのような人々に囲まれて生活をしているからである.

　人は地域生活では4つの縁に結ばれているという（**図2**）．障害をおい，退職すると職域縁，友人縁から崩れ，もともと地域縁に乏しいと，家族（血族）だけが頼りになる．澤俊二氏（金城大学教授）によると，CVA（脳血管障害）の場合その絆も薄らぐ傾向にあるという.

　障害をおった人たちが，新しく地域の縁に恵まれ，支えられて生きていくには，筆者は**図3**の4つの縁が必要であると考えている．それは住民が参加したネットワークで，物理的な「ご近所」とは限らない．その大きさは包括的地域ケアでは中学校区となる．これらを制度やネットワークでつなぐ工夫が必要である.

図2　障害をおうと崩れる地域社会の縁

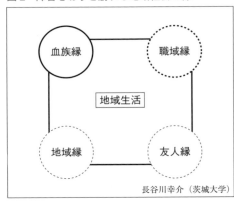

長谷川幸介（茨城大学）

図3　障害者の地域の縁

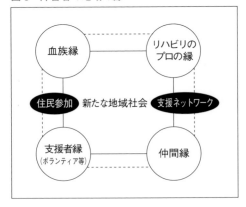

医師や医療者の関心

　医師や多くの医療関係者の関心は，医学の関心のベクトルに対応し，**図4**のように急性疾患の診断や治療に偏っている．一般的に予防医学や慢性期の治療やケアには関心が薄い．障害を扱うリハビリテーション医療においてさえ急性期リハビリテーションに多くの関心が集中し，働くものも病院に

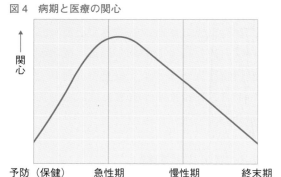

図4　病期と医療の関心

↑関心

予防（保健）　　急性期　　慢性期　　終末期

どまることが多い．障害は病院でなされる短期間の治療的リハビリテーションで治るわけではないので，退院後のケアや維持期（生活期）といわれる慢性期における対応も重要である．現に，前出の澤教授のデータによると，入院時に比べ退院時の患者は，身体機能は有意に改善しているが，うつ傾向や QOL は改善せず，発病後10年が経ってもほとんど変わらない．さらに，情緒的支援ネットワーク尺度（p84，表16参照）の経年的な推移をみると，総合点では発病2年で有意に減少し，家族支援，友人支援もそれぞれ少なくなっている．特に友人支援は発病1年から2年の間で有意に減少している．これらは，在宅での生活が年とともに情緒的に支えられにくくなっていることを示している（**図5, 6**）．このような人々をどう支援していくかが，地域リハビリテーションの重要な課題といえる．

　さらにその延長線上には，後期高齢者といわれる寿命を全うしようとしている人々もいる．この人々に対するケアのなかに，リハビリテーションの思想と技術の導入が現在問われていると思う．高齢者福祉の世界や在宅の終の場にリハビリテーション（思想・技術）をどのように導入するかは大きな課題である．

　2000（平成12）年4月から**介護保険**が始まった．介護保険では自助自立と自立支援による「**介護予防**」が重要な柱になっている．介護予防とは，1次予防の健康増進から，2次予防の疾病の早期発見・早期治療，そして寝たきり予防の3次予防，さらには人生の終末に尊厳ある安楽な介護を受けられる，ということまでを包括した**概念**とすべきであるというのが筆者の主張である．その一連の流れのなかで，リハビリテーションの思想に基づく手技手法を位置づけるべきである．「リハビリテーション前置」といわれる理由がここにある．しかし，介護保険制度のなかに介護予防に働く大きな力はなかった（p42，図25参照）．

図 5-1　主要評価 10 年　平均得点の推移

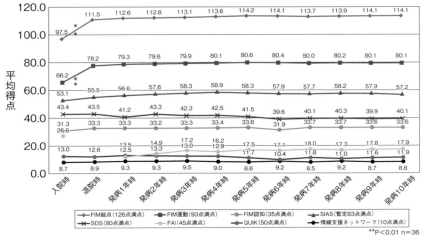

〔澤　俊二　第 18 回日本 QOL 学会（東京）2016 年 9 月〕

図 5-2　QOL；QUIK　4 尺度平均得点の推移

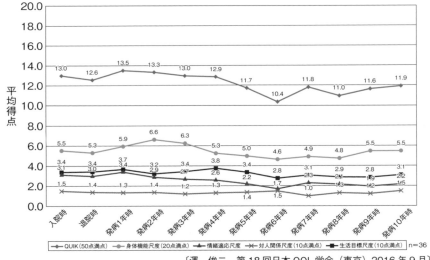

〔澤　俊二　第 18 回日本 QOL 学会（東京）2016 年 9 月〕

　2006（平成 18）年度より実施された介護保険制度の改正は，このような反省を
受けてなされた．ことに 2003（平成 15）年 6 月，高齢者介護研究会（委員長・堀
田力）より「2015 年の高齢者介護」という報告書が出され，この報告書に基づ
いて現在の改正がなされた．2015（平成 27）年はいわゆる団塊の世代（1947〜
1949 年生まれ）がすべて 65 歳以上になる年である．俗に「2015 年問題」とい
われる．「2025 年問題」とは，この世代がすべて後期高齢者になる年である．こ

図6 情緒的支援ネットワーク尺度（宗像）の経年的変化

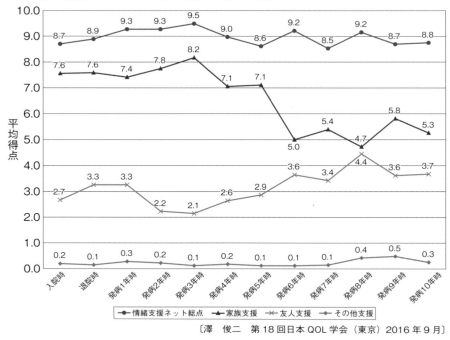

〔澤 俊二 第18回日本QOL学会（東京）2016年9月〕

　の報告書の副題に「高齢者の尊厳を支えるケアの確立に向けて」とある．介護現場には「尊厳とは何か」という戸惑いもあるが，現状の介護界に尊厳を欠く現実を指摘しているともとれる．この報告書の文脈では，介護予防とリハビリテーションが充実すれば，尊厳を支えることができると読み取れる．改正の要点は，1つは介護予防の重視，2つには地域（市町村）重視，にある．ただ介護予防の細目が国から政省令で小出しに出されるため，現場（市町村）には市町村合併（平成の大合併）と重なって混乱がみられた．

　しかし，2006年度からの新しい施策として，地域支援事業や地域包括支援センター（地域包括支援事業）などが中心となり高齢者に対する介護予防事業が実施され，今後の取り組みが注目される．さらに，2025年に向けて地域包括ケアシステム（p12参照）を構築するため，現在さまざまな関連事業が展開されている．

参考文献
1）澤　俊二・他：慢性脳血管障害における心身の障害特性に関する経時的研究―心身の障害予測因子に関する分析．茨城県立医療大学紀要7巻．pp69-78, 2002.
2）大田仁史：かばい手の思想．荘道社，1996.
3）澤　俊二：慢性脳血管障害者における総合的追跡調査―（第3報）発病3年時における介護保険利用者と非利用者の心身機能の特徴．作業療法．Vol. 33 特別号，2004.

1. 地域リハビリテーションとは

❶ 地域リハビリテーションの本質とは何か

地域のリハビリテーション・ニーズは，当然ながらとどまることなく，また限りなく生まれてくる．たとえば，科学技術が進歩して臓器移植や再生医療が盛んになれば，現在存在していないニーズが生まれるといってよい．高齢化が進み，認知症者が増加しているが，この人たちの地域でのリハビリテーション・ニーズも数十年前には存在しなかったものと考えることができる．

このように考えると，地域リハビリテーションは限りなく生まれるこれらすべてのニーズに応えていく活動といえる．そのためには，当事者の努力を問うより，あらゆる障害のレベルの人が，障害に応じて人間らしく生きていけるよう社会が変わっていくことであるともいえる．これは，地域全体がリハビリテーションの力をつけることともいえる．

❷ 思想としての地域リハビリテーション

それぞれのレベルでの制限と制約，そのなかでの自己変革

障害のあるものはそれがなければと思う．なぜか．その理由の一つに社会が彼（彼女）を受け入れない背景がある．社会受容が十分でないからである．

障害のある人は，多くの制限と制約をおいながら，障害を自分の生活や人生に包み込み，自己が崩壊しないように，新しいアイデンティティの確立（自己同一性の確立）に向けて変貌をとげようと努力をしている．それは，個人のレベルのリハビリテーションといえる．

家族もまた，多くの制限や制約をおいながら，障害をおった家族の一員を家族のなかに包み込み，家族の絆を確かめ，労り励ましあいながら，力強い家族へ変わる努力をする．これが家族のレベルのリハビリテーションである．

そのような障害者や障害者を抱えた家族が住む地域は，当然，いくばくかの制限・制約をおい，彼らを地域のなかに包み込み，包容力のある地域（地域のエンパワメント）に変わっていく．そのプロセスが地域レベルのリハビリテーションといえる（図7）．地域リハビリテーションとは，障害があるものもそうでないものも，安全にしかも安心して「普通」の生活ができるように地域が変わっていくことである（p18，「4つのバリアとリハビリテーション活動」参照）．

環境問題と似たモデル

　地域を地球規模に拡大して考えると，人は地球の外に飛び出して生活することができないことがわかる．また，一人だけ，一つの強い国だけが存在し，他を省みないというわがままは通らない．

　それは環境汚染を考えればわかりやすい．先進工業国が地球を破壊すれば，自分の国を含め，すべてのヒトの生存が脅(おびや)かされるからである．障害者とともに共存する社会とは，環境問題解決のモデルと似ている．

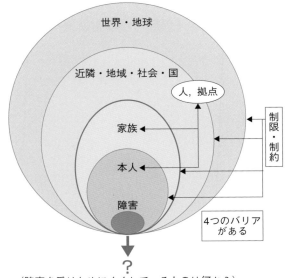

図7　地域リハビリテーションの概念

（障害を受けとめにくくしているものは何か？）

❸ 地域リハビリテーションの定義

日本の定義（1）

＜定義＞ (1991年；日本リハビリテーション病院・施設協会「リハビリテーション医療のあり方　その1」)

　地域リハビリテーションとは，障害のある人々や老人が住み慣れたところで，そこに住む人々とともに一生安全にいきいきとした生活が送れるよう，医療や保健，福祉および生活にかかわるあらゆる人々がリハビリテーションの立場から行う活動のすべてをいう．

　その活動は，障害のある人々のニーズに対し先見的で，しかも，身近で素早く，包括的，継続的そして体系的に対応しうるものでなければならない．

　また，活動が実効あるものになるためには，個々の活動母体を組織化する作業がなければならない．そしてなにより一般の人々や活動にかかわる人々が，障害をおうことや歳をとることを家族や自分自身の問題として捉えるのが必要である．

日本の定義（2）

＜定義＞　　　　　　　　　　　　　　（2001年10月　日本リハビリテーション病院・施設協会）

　地域リハビリテーションとは，障害のある人々や高齢者およびその家族が住み

慣れたところで，そこに住む人々とともに，一生安全に，いきいきとした生活が送れるよう，医療や保健，福祉および生活にかかわるあらゆる人々や機関・組織がリハビリテーションの立場から協力し合って行う活動のすべてをいう．

＜活動指針＞

・これらの目的を達成するためには，障害の発生を予防することが大切であるとともに，あらゆるライフステージに対応して継続的にリハビリテーションサービスを提供できる支援システムを地域につくっていくことが求められる．

・ことに医療においては廃用症候群の予防および機能改善のため，疾病や障害が発生した当初からのリハビリテーションサービスの提供が重要であり，そのサービスは急性期から回復期，維持期へと遅滞なく効率的に継続される必要がある．

・また，機能や活動能力の改善が困難な人々に対しても，できうる限り社会参加を可能にし，生あるかぎり人間らしく過ごせるよう，専門的サービスのみでなく地域住民も含めた総合的な支援がなされなければならない．

・さらに，一般の人々が障害をおうことや年をとることを自分自身の問題としてとらえられるよう啓発されることが必要である．

＊新定義では，①予防的活動および支援システムの構築，②サービス提供の流れ，③当事者の社会参加，④取り巻く社会の心構え，が活動指針の柱にあげられた．

日本の定義（3）

＜定義＞　　　　　　　　　　　　　　　（2016年改定　日本リハビリテーション病院・施設協会）

　地域リハビリテーションとは，障害のある子どもや成人・高齢者とその家族が，住み慣れたところで，一生安全に，その人らしく生き生きとした生活ができるよう，保健・医療・福祉・介護および地域住民を含め生活にかかわるあらゆる人々や機関・組織がリハビリテーションの立場から協力し行う活動のすべてをいう．

＜推進課題＞

1. リハビリテーションサービスの整備と充実

①介護予防，障害の発生・進行予防の推進

②急性期・回復期・生活期リハビリテーション

③ライフステージに沿った適切な総合的リハビリテーションサービスの提供

2. 連携活動の強化とネットワークの構築

①医療・介護施設間連携

②多職種協働体制の強化

③発症からの時期やライフステージに沿った多領域を含むネットワークの構築

3. リハビリテーションの啓発と地域づくりの支援

①市民や関係者へのリハビリテーションに関する啓発活動の推進

②介護予防にかかわる諸活動を通した支えづくりの強化

③地域住民も含めた地域ぐるみの支援づくりの推進

＜活動指針＞

　地域リハビリテーションは，障害のあるすべての人々や高齢者にリハビリテーションが適切に提供され，インクルーシブ社会を創生することを目標とする．この目的を達成するため，当面，以下のことが活動指針となる．

1. 障害の発生は予防することが大切であり，リハビリテーション関係機関や専門職は，介護予防にかかわる諸活動（地域リハビリテーション活動支援事業等）に積極的にかかわっていくことが求められる．

　また，災害等による避難生活で生じる生活機能低下にもリハビリテーションが活用されるべきである．

2. あらゆるライフステージに対応してリハビリテーションサービスが総合的かつ継続的に提供できる支援システムを地域に作っていくことが求められる．ことに医療においては，廃用症候群の予防および生活機能改善のため，疾病や障害が発生した当初よりリハビリテーションサービスが提供されることが重要で，そのサービスは急性期から回復期，生活期へと遅滞なく効率的に継続される必要がある．

3. さらに，機能や活動能力の改善が困難な人々に対しても，できうる限り社会参加をし，また生ある限り人間らしく過ごせるよう支援がなされなければならない．

4. 加えて，一般の人々や活動に加わる人が障害をおうことや年をとることを家族や自分自身の問題としてとらえるよう啓発されることが必要である．

5. 今後は専門的サービスのみでなく，認知症カフェ活動・認知症サポーター・ボランティア活動等への支援や育成も行い，地域住民による支えあい活動も含めた生活圏域ごとの総括的な支援活動ができるよう働きかけていくべきである．

④ インクルージョン（包摂）という考え

　2008（平成20）年3月31日に，これからの地域福祉を考える検討委員会が「地域における『新たな支え合い』を求めて—住民と行政の協働による新しい福祉—」という報告書をまとめた．強調されていることは，制度外ニーズに応えるために住民参加型の仕組みをつくり，あらゆる生活困難者を拾い上げていくという趣旨

である．この根本的な理念は，インクルージョン（包摂）の思想であり，地域リ
ハビリテーションの理念とほとんど同じである．

　インクルージョンの考えは，ノーマライゼーションの考えときわめて似ている
が，ニュアンスとしてはノーマライズするのではなく，そのまま包摂するように
社会が変わることに比重が置かれていると感じられ，さらに進んだ概念といえそ
うである．図8に報告書のなかの「新しい支え合い」の概念図を示した．これか
らの地域リハビリテーションを考えるうえで参考となる考え方である．

図8　地域における「新たな支え合い」の概念

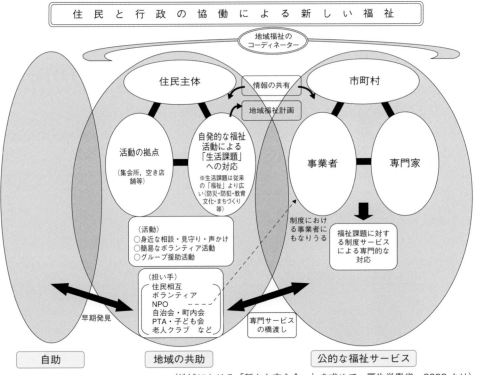

（地域における「新たな支え合い」を求めて，厚生労働省，2008 より）

❺ 地域包括ケアシステム

　2011（平成23）年6月に介護保険法の一部が改正され，第5条（国及び都道府県の責務）として新たに第3項「地域包括ケアに係わる理念」が追加された．その概要は医療と介護，予防，生活支援，住宅等が整備され，日常生活圏域でサービスが受けられるようにしようとするものである（**図9, 10**）．2025（平成37）年の団塊世代が後期高齢者になる年を大きな目標にしているが，それでは間に合わないのではという危惧もある．現在それに向けてさまざまな事業がなされている．

　このシステムは「新しいまちづくり」ともいわれる．したがって，市町村長のリーダーシップと担当部局の横断的な取り組みが求められる．指導する都道府県も同様である．

図9　地域包括ケアシステム概念図の変遷

[医療を切り口として]

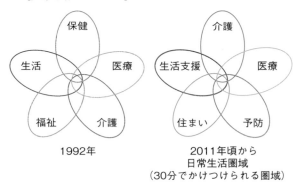

1992年

2011年頃から
日常生活圏域
（30分でかけつけられる圏域）

[介護を切り口として]

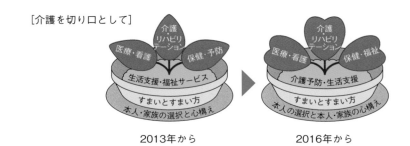

2013年から　　　　2016年から

図10　地域包括ケアシステムの姿

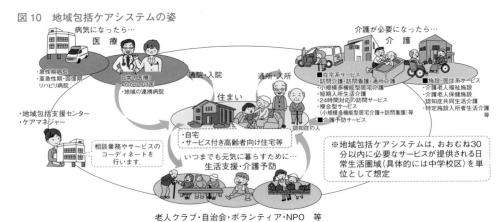

（厚生労働省：「地域包括ケアシステムについて」より引用）

Keyword 地域リハビリテーションの本質・定義，ノーマライゼーション，インクルージョン（包摂），地域包括ケアシステム

参考文献
1）澤村誠志（監修）：地域リハビリテーション白書3．三輪書店，2013．
2）大田仁史：介護予防．荘道社，2000．
3）澤村誠志（監修），日本リハビリテーション病院・施設協会（編集）：これからのリハビリテーションのあり方．青海社，2004．
4）大田仁史：地域リハビリテーション論ver7．三輪書店，2018．
5）厚生労働省：地域における『新たな支え合い』を求めて．
6）日本リハビリテーション病院・施設協会：同協会誌　172号．pp17-18，2019．
7）山口　昇：寝たきり老人ゼロ作戦．家の光協会，1992．
8）三菱UFJリサーチ＆コンサルティング：地域包括ケア研究会28年度報告書「2040年に向けた挑戦」．2017．
9）三菱UFJリサーチ＆コンサルティング：地域包括ケア研究会30年度報告書〔2040年：多元的社会における地域包括ケアシステム〜「参加」と「協働」で作る包摂的な社会〜〕．2019．

地域のリハビリテーション・ニーズに応えるために

　生ずるニーズは限りなくあろうが，ジャンルごとに整理することも支援がスムーズになされるためには必要である．それを**図11**に簡単に「魚の骨」で示した．これらのジャンルの人々が連携し合うことによって，地域のリハビリテーションの力がついてくるといえる．したがって，「連携」は地域リハビリテーションにとって重要なキーワードである．

図11　地域リハビリテーションに関連する主な要因

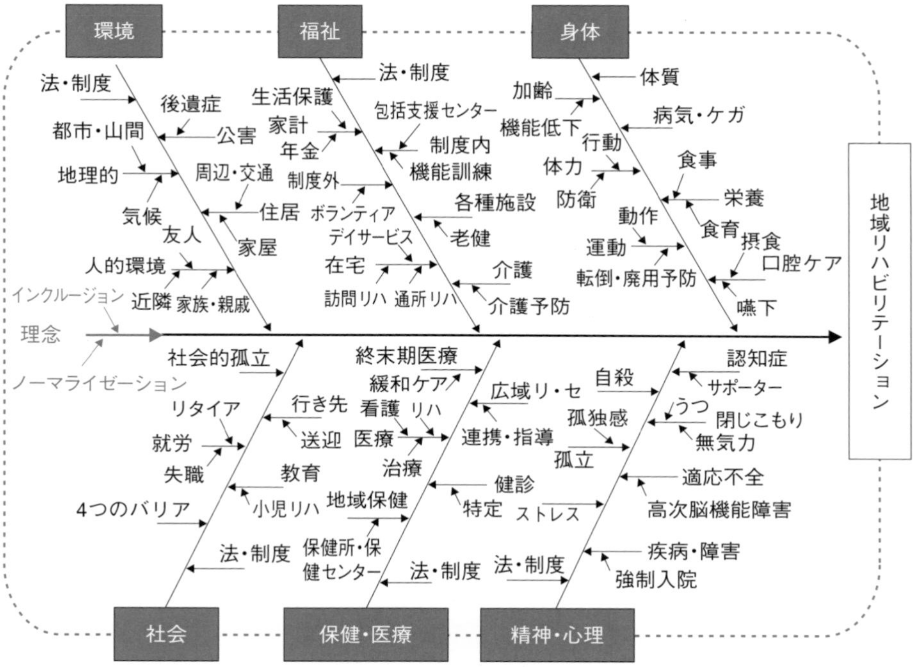

環境　福祉　身体

法・制度　後遺症　生活保護　法・制度　加齢　体質
都市・山間　公害　家計　包括支援センター　機能低下　病気・ケガ
地理的　周辺・交通　年金　制度内　行動　食事
気候　住居　制度外　機能訓練　体力　栄養
　　　ボランティア　各種施設　防衛　動作　食育　摂食
人的環境　家屋　デイサービス　老健　運動　口腔ケア
インクルージョン　近隣　家族・親戚　在宅　介護　転倒・廃用予防
理念　　社会的孤立　訪問リハ　通所リハ　介護予防　嚥下

地域リハビリテーション

ノーマライゼーション　終末期医療　　認知症
リタイア　緩和ケア　広域リ・セ　自殺　サポーター
行き先　看護　リハ　孤独感　うつ　閉じこもり
就労　送迎　医療　連携・指導　孤立　無気力
失職　教育　治療　健診　適応不全
4つのバリア　小児リハ　地域保健　特定　ストレス　高次脳機能障害
法・制度　保健所・保健センター　法・制度　法・制度　疾病・障害　強制入院

社会　保健・医療　精神・心理

ICF

　地域リハビリテーションのニーズの全体像を把握するために，ICF（International Classification of Functioning, Disability and Health，国際生活機能分類）を活用するのも一つの方法である（**図12**）．

基本姿勢

　活動の基本は，全体像を包括的に捉え，段階的に行うことである．

図 12　国際生活機能分類（ICF）

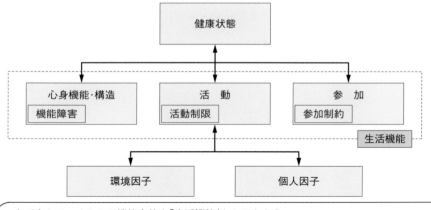

（高齢者リハビリテーション研究会報告書，2004 年 1 月）

　①常に対象者の真のニーズを探求する，②最期までかかわる，③地域のリハビ
リテーション力をつける，を基本的な姿勢とする必要がある．ニーズは変容する
し，人の最期までかかわる決意がないと切り捨てが生じる．本来，どのような人
であっても社会から切り捨てるわけにはいかない．地域リハビリテーション力を
高めるとは，地域が包摂力を高めることである．具体的には 4 つのバリア（物理
的，制度的，文化・情報的，意識の障壁）を少しでも減らすこと，またその努力
といえる．

基盤づくり

　活動を円滑に進めるためには，以下のような基盤づくりが欠かせない．
　①連携できる機関や人的資源
　②専門の地域リハ・コーディネーター
　③地域に「地域リハ」の理念を浸透
　④制度に振り回されず，本質を考えるゆとり
　⑤保健や福祉との連携

直接的支援活動

　対象者に対する直接的なさまざまな活動，いわばサービスメニューである．
大別すると，

　①訪問サービス（訪問リハビリテーションなど）

　②通所サービス（通所リハビリテーション，通所介護，通院リハビリテーショ
　　ンなど）

　③入所サービス（入院，短期入所サービスなど）

となる．それぞれの立場で，ニーズに基づいたリハビリテーションサービスがな
されなければならない．直接的支援活動は，そのサービス量を増やし，質を高め
ていくことが課題である．

組織化活動

　連携もしくはシステム化，ネットワークづくりともいえる．サービスが効率よ
く提供されるには，それぞれのサービスが体系的になされなければならない．そ
れには支援システムが整備されている必要がある．介護保険では，自助自立と介
護予防のための生活支援が柱になっている．それと連動して1999（平成11）年に
国は一つの施策として，地域リハビリテーション支援体制の整備を都道府県に指
示し助成してきた．そのなかでサービス資源がどのぐらいあるのか調査し，それ
ぞれのサービスの「連携指針」を作成するように指導した．

　連携は保健・医療・福祉間だけでなく，たとえば病診連携，病病連携のように
それぞれの領域内の連携も必要である．もちろん県と市町村など行政間の連携，
圏域内・圏域間の連携も必要である．リハビリテーション医療の流れでいえば，
急性期から終末期にいたるステージを貫く連携も欠かせない課題である．連携と
は単に通報・連絡するだけでなく，伝えた相手と協働することをいう．

　家族の会や患者会，ボランティアなどいわゆるインフォーマルな活動を組織
し，全体のシステムのなかで活動できるように支援することも関係者の大きな仕
事である．人づくり，まちづくりの仕事といえる．

連　携

　広辞苑によれば連携は次のように述べられている．

　「同じ目的を持つ者が互いに連絡を取り，協力し合って物事を行うこと」

　これによると下線を引いた①同じ目的を持つ，②連絡を取る，③協力し合って
行う，が基本であると思われる．

奥野英子氏によれば（奥野英子：リハビリテーションの連携と概念の意義．日本リハビリテーション連携科学学会企画．澤村誠志・奥野英子（編著）：奥野英子リハビリテーション連携論．pp16-24，2009.），連携を表す英語が見当たらないといい，次のような言葉がそれに近いのではないか，としている．

coordination（調整）

collaboration（協働）

cooperation（協力）

linkage（リンケージ）

networking（ネットワーク）

teamwork（チームワーク）

筆者には，連携の具体的な仕事内容はこの言葉のすべてが含まれているように思われる．

教育・啓発活動

リハビリテーションの認識は，いまだきわめて低い．それは，治療の出発点である病院においてもそうであり，福祉や在宅医療の現場においてもしかりである．

リハビリテーションの教育・啓発活動は，まず，保健・医療・福祉のそれぞれの領域内で行われることが重要である．また，一般の人々に対する教育・啓発活動は特に重要で，思想もさることながら，具体的なこと，たとえば早期座位確保，廃用症候群の予防，閉じこもり症候群の予防等の言葉が日常的になるよう努力されなければならないだろう．住民のリハビリテーション・ニーズが高まらなければ，リハビリテーションは進歩しない．

卒前の医学教育や看護教育にリハビリテーションが十分に組み込まれていないのは残念である．地域リハビリテーションについては，理学療法，作業療法では必須科目であるが，医師，看護師教育ではそうではない．チームワークを組むうえで連携しにくい状況は早く解決しなければならない．

専門職の仕事

専門職の仕事は，次の5つが考えられる．

①専門領域の拡大

②専門領域を深める

③知識・技術を伝え，同職を育てる

④周辺専門外領域に伝えあう

⑤当事者，一般の教育・啓発

　これらの仕事のなかで，一般への教育・啓発活動がもっとも遅れていると思われる．住民が良質のリハビリテーションを求めるようになれば，ニーズも高まり対応も良質になる．一般への教育・啓発活動について，知識の普及が重要であることはいうまでもないが，リハビリテーション医療が病院や施設および専門職種に封じ込められている現実を直視する必要もある．専門職種がいないと何もできない，という風潮を打破すべきであろう．

　たとえば，糖尿病の患者は自分の血糖値を計測し，インスリンを自分で注射することを知っている．糖尿病の専門医はカロリーや運動量を指導するだけでなく，そのように患者や家族を教育している．心肺蘇生術，心臓の電気ショックも同様のことがなされている．

　同じように，リハビリテーションの専門職種にある人々は，治療場面で専門性を発揮するだけでなく，一般の人々にリハビリテーションの何をどのように学んでもらうかを研究しなければならない．

　ことに超高齢社会を乗り切るには，高齢者の介護予防やリハビリテーションにかかわってくれる活動家を育てなければ，専門職だけで対応するのは難しい．

　そのような考えから茨城県のシルバーリハビリ体操指導士養成事業は平成17年度より本格的に始まった（p50，「8．介護予防とシルバーリハビリ体操指導養成事業」参照）．

4つのバリアとリハビリテーション活動

　バリアフリー化の基本計画は1993（平成5）年3月「障害者対策に関する基本計画」で策定され，①物理的，②制度的，③文化・情報面，④意識の4つのバリア（障壁）が定義された．法制備はこれに基づいてなされている．

　4つのバリアは，障害者が地域で生活を送るうえでの困難性を助長するものであって，本人の努力では解決できないことである．また，障害者が障害をおうことで，社会に苦しめられるのは，この4つのバリアに集約される．社会が苦しめるということは，マジョリティの一員であるわれわれ専門職も苦しめている側の一員ということになる．この認識をもてば，リハビリテーションに携わる者は地域リハビリテーションに眼を背けるわけにはいかないだろう．

　生活を困難にするバリアはこの他に，①人種，②民族，③国籍，④性別，⑤宗教，⑥貧困などがある．これに加えて障害が重なるとその困難性は想像を超えるだろう．その人たちが安心して暮らせる地域とはなにか，急いで結論はださなく

とも常に考えておかなければならない課題である.

さまざまな活動

①住宅, テクノエイドの開発

②情報の提供, サービスへのアクセス

③ユニバーサルデザイン, タウンモビリティ

④「特殊ニーズ」の児童のために教育システムの整備

⑤障害者雇用（職業能力開発）促進

などが重要な課題である.

Keyword 連携, 基本姿勢, 基盤づくり, 直接的支援活動, 組織化活動, 教育・啓発活
動, 4つのバリア

参考文献
1）日本リハビリテーション病院協会：リハビリテーション医療のあり方（1）. 1995.
2）大田仁史：地域リハビリテーション論 Ver. 7. 三輪書店, 2018.

3. 在宅リハビリテーションと病院(施設)内 リハビリテーションの考えかたの整理

地域リハビリテーションは包括的な取り組み

　活動としての地域リハビリテーションの場は，一般的に在宅生活者への直接的サービスについていわれることが多い．

　思想としては，地域に住む人々のリハビリテーションにかかわるサービスの総体をいうので，地域リハビリテーションの一部に在宅リハビリテーションがあると理解すべきである．その在宅リハビリテーションの効果があがるように通所サービスを利用したり，外出を計画したりする．家族の介護疲れのためには，短期入所生活・療養介護（ショートステイ）の利用も考える，必要があれば入院もする，などである．病期でいえば，急性期，回復期，維持期・生活期，終末期のすべてが含まれる．

　種々のサービスを包括的かつ体系的に活用して，目的の効果を短時間に得るようにすることが重要である．

地域でのチームワーク

　それぞれの治療（サービス提供）の場にあるものが，他の職種の機能を知り，立場を考えることは当然であり，基本である．チームを組むにはかならずリーダーないしはコーディネーターが必要である．ことに地域で他職種の人々やボランティアまで巻き込んだ仕事をするには，チームを牽引できるすぐれたリーダーないしは立場が保障された調整力のあるコーディネーターが必要である．それは責任の所在を明確化することにもつながる．

　地域リハビリテーションには多職種の人々がかかわる．これらの人々がチーム活動として機能を発揮するには，

　　①共通の目的を明確にする

　　②他の職種の立場を理解する

　　③互いに他部門の一部をカバーできる能力をもつ

　　④人柄を知り合う

　　⑤活用できる社会資源を知る

などが大切である．

　野球の守備を考えればわかりやすい．また，F1レースにたとえた人もいる．当事者は走る車で，そのサポーターは早く走るために分業と協業を一糸乱れず俊敏に行わなければならない．

　ことに地域で連携作業をする場合，在宅，病院，介護老人保健施設，特別養護

老人ホームなど，互いにサービス提供の場が異なることがあるので，それぞれの場の状況を理解し，さらに家族の考えやそこで働く人々の仕事の内容を理解しておかなければならない．

在宅はリハビリテーション医療提供の場の一つ（第2次医療法改正）

1992（平成4）年の第2次医療法の改正のなかで，医療提供の理念として，予防，治療，リハビリテーションの重要性が明記された．また「在宅」が医療提供の場の一つとされた．これによって在宅でのリハビリテーションが法的に明文化されたといえる．

回復期を経て退院した障害者が病院で通所リハビリテーションを受ける場合，医師の了解を得る必要がある．また疾患別による日数制限やサービス量の制限がある．さらに介護保険に誘導されるため，当事者に混乱が生じ，「自費リハビリテーション」を受ける人が増えている．医療保険と介護保険では「主として身体」を扱うとなっているため，当事者は心が満たされないまま退院することが多いのではないかと危惧される．医療法の「心身」，「良質かつ適切」などの言葉の意味を深く考えるべきである．

改正医療法（抄）

（平成4年6月19日成立，同年7月1日公布，同日施行）

第一章　総則
第一条の二〔医療提供の理念〕
　医療は，生命の尊重と個人の尊厳の保持を旨とし，医師，歯科医師，薬剤師，看護師その他の医療の担い手と医療を受ける者との信頼関係に基づき，及び医療を受ける者の心身の状況に応じて行われるとともに，その内容は，単に治療のみならず，疾病の予防のための措置及びリハビリテーションを含む良質かつ適切なものでなければならない．
2　医療は，国民自らの健康の保持のための努力を基礎として，病院，診療所，老人保健施設その他の医療を提供する施設（以下「医療提供施設」という．），医療を受ける者の居宅等において，医療提供施設の機能に応じ効率的に提供されなければならない．

在宅療養ができる住環境

在宅生活を可能にする基本的な条件に，バリアフリーの住宅が欠かせないと澤村誠志氏（兵庫県立総合リハビリテーションセンター名誉院長）は強調している．

最近，二世帯住宅，ユニバーサルデザイン，改造可能住宅が話題になっている．住宅のほかに，まちのバリアを減らす運動としてタウンモビリティ活動も盛んになってきている．点から線，線から面の活動が望まれる．

また，バリアフリーと障害別バリア（車いすと視覚障害者の歩みよりの2セン
チメートル：歩道と車道の間は，車いすの人には段差がないほうがよいが，視覚
障害者には一定の段差がないと白杖で境界を知ることができないなど），ユニ
バーサルデザインと個別性の課題など，さまざまな視点から議論が必要とされる．

3つのM あるいは6M1S

畑野栄治氏（はたのリハビリ整形外科院長：在宅ケアに造詣が深い）は，障害
老人が在宅生活を続けるには，24時間のケア体制と駆け込み寺的機能，さらに次
の3つのMが必要であるという．

①マネー：Money（制度では補えない目に見えない資金が必要．誰かが仕事を
　辞めれば収入が減る．減っても生活できる資金がいる）
②マンパワー：Man power（公的・非公的，近隣，親戚，家族など，なにかと
　人の力を集めなければならない）
③マシン：Machine（家屋の改修を含め，諸々の機器が必要になる）

在宅介護には家族の努力や決意（マインド：Mind）や家族内の調整（マネジメ
ント：Management）と一定のスペースがあることも重要で，「マインド」「マネ
ジメント」のMと「スペース：Space」のSの追加が必要である．畑野氏はこれ
らに「メディシン：Medicine」のMを加え「6M1S」としている．

高齢者の生活の場はあるのか

超高齢社会では，在宅ではサービスが追いつかないという声もある．また2005
（平成17）年に医療構造改革の一環で，社会的入院が多いとされる介護型療養病
床を次第に削減し，2011（平成23）年には廃止する計画であったが，現場からの
強い反対があって頓挫した．6年間延長され2017（平成29）年に廃止の方向に変
更された．新しく包括ケア病棟（2014・平成26年）や介護医療院（2018・平成
30年）が生まれた．

一方，都市部の特別養護老人ホームの不足は顕著で，田舎にホームを建てて高
齢者を送るという計画が現実的に進んでいる．国も追認するようになると思わ
れ，超高齢社会では住み慣れた地域で暮らすことは簡単ではなくなってきた．高
齢者の終の棲家が保証されることは，地域のリハビリテーションにとっては基本
的なことである．地域包括ケアシステムでは，住宅が重要な問題として5つの施
策のなかの1つとしてあげられている．

中間施設である老人保健施設の役割

　高齢者の在宅生活と病院の中間施設である老人保健施設は，在宅高齢者を支える重要な役割を担う．入所サービス，通所サービス，訪問サービスがあり，いずれも介護保険の枠組みに入るが，医師，PT，OT が常勤するのでリハビリテーション機能は高い．個別訓練も集団訓練も可能で，特に高齢者の**社会参加**と**社会性獲得**のために意図が明確な**集団訓練**に力を入れるべきである．茨城県の 3 士会（PT，OT，ST の会）では集団での**目的志向的体操**であるシルバーリハビリ体操を推奨している．

集団でのシルバーリハビリ体操（老健のデイケア）

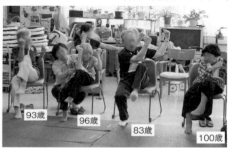

自分より高齢である人の努力する姿に励まされる．

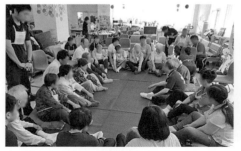

床に降りたら椅子に戻る必要がある．

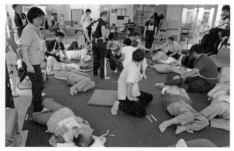

床に座って，寝て，また起きて，腰かける．

Keyword 在宅と地域，地域でのチームワーク，住環境，バリアフリー，ユニバーサルデザイン，タウンモビリテイ，24 時間ケア

参考文献
1）地域ケアリング　2 月号：pp20-47，北隆館，2000．
2）沢村誠志：地域リハビリテーション白書 2．pp338-340，三輪書店，1998．
3）社団法人日本リハビリテーション医学会：リハビリテーション医学．37 巻 10 号，pp637-639，2000．
4）リハビリテーション・ケア合同研究大会　2009 抄録．2009．
5）Report「介護予防のための集団」（一対多）対応型リハビリ専門職指導者養成研修」事業．地域リハビリテーション 14 巻 5 号，pp382-383，三輪書店，2019．
6）大田仁史：「特集　老健施設における集団（一対多）対応型リハビリテーションの利点と効果．「集団リハビリ」のもたらす精神的効果に注目．茨城県から専門指導者育生事業開始．老健，2019, 12.

4. 地域リハビリテーション活動の時代的流れ

　実態としての地域リハビリテーションの歴史は，保健師の訪問活動から始まったと考えられる（**表1**）．ここでは第1期から第3期までに分類，また第4期について言及するが，すべて筆者の個人的な考えに基づく分類であり命名である．

第1期（個別活動期：〜1983（昭和58）年頃まで）

　いつからどこで始まったかは不明だが，保健師の訪問活動のなかにリハビリテーションケア的な取り組みがみられた．また，この時期に個別的に通所リハビリテーションといわれるような活動が各地で起こってきた．病院でのリハビリテーション医療がなされることが少なかったため，少しでも在宅者にサービスを提供しようというボランティア活動が主流であった．1978（昭和53）年に福祉の領域でデイサービス，ショートステイが誕生した．

第2期（全国展開期：〜1999（平成11）年頃まで）

　1983（昭和58）年度より老人保健法で市町村に機能訓練事業が義務づけられたことで，不十分な形ながら通所リハビリテーションが全国的に展開されるようになった．閉じこもりを解放した意味は大きかったが，その意義が十分理解されることなく，介護保険が施行されると同時に衰退し，老人保健法の廃止と同時に消滅した．

　1986（昭和61）年に中間施設として老人保健施設（現在，介護老人保健施設）が発足したが，当初は100床にPTまたはOTが1名という配置なので，リハビリテーションの機能が発揮されにくかったが次第に地域でリハビリテーションの大きな役割を果たしていった．

第3期（再編・混乱期：〜現在）

　2000（平成12）年4月からの介護保険の施行をにらんで，1999（平成11）年3月に地域リハビリテーション支援体制を整えるよう厚生労働省から都道府県にマニュアルが提示された．しかし都道府県の出足は遅く，かえってリハビリテーション資源が不足していることが浮き彫りになった．PT，OTの需給に相当のギャップがあると思われる．

　また，2000（平成12）年4月1日に改正された老人保健法によって，機能訓練事業の対象者から介護保険の認定者を排除するところが増え，現場が混乱した．

　2005（平成17）年6月22日に介護保険法が改正された．このなかで，地域リハビリテーションと深い関係のあった老人保健法による機能訓練事業では，その

対象者は 64 歳以下の非介護認定者に限られた（非特定疾患者または虚弱者）．介護認定を受けたもの，すなわち「要支援」以上のものは，予防給付の介護予防サービスないしは介護給付のリハビリテーションサービス（通所リハビリテーション，訪問リハビリテーション）を受けることになる．ちなみに，老人保健法による事業は 2007（平成 19）年度で廃止となった．

　若年者で脳卒中などの特定疾病で認定を受けたものは対象外となる．この人たちは，心理的な立ち直りや社会性を獲得しなければならないが，介護予防という狭い枠の中に封じ込められてしまう恐れがある．

　65 歳以上の者は，すべて介護保険の枠組みに入り，一般高齢者・特定高齢者（二次予防事業対象者）に対しては地域支援事業で，要支援者以上は地域包括支援センターでプランが立てられ，予防給付によるサービスを受けることになる．さらに，障害者自立支援法の成立により，介護保険や支援費制度との関係など，解決しなければならない課題は多い．

　今後は，整合性のある施策によって，1 次予防から介護予防に力を入れ，超高齢社会を乗り切らなければならない．また精神障害者をはじめとし，小児障害者や若年中途障害者，非特定疾患者への対策も急がれる．

　2014（平成 26）年度から始まった『新しい地域支援事業』の中で『地域リハビリテーション支援活動』のモデル事業に予算が付いた．力を失いつつある地域リハビリテーション支援体制推進事業を活用して老人保健法の機能訓練事業に似た活動が考えられているようだが，すでに機能訓練事業を知る人が少ないので実施は容易ではないと思われる．

　2006（平成 18）年 4 月の診療報酬の改定でリハビリテーション医療の枠組みが大きく変更された．「総合承認施設」がなくなり，リハビリテーション医療は，①脳血管障害系，②運動器系，③呼吸器系，④心臓大血管系の 4 つになり，日数の上限がそれぞれ 180 日，150 日，90 日，150 日とされた．日数上限については除外規定や除外疾患（障害）が発表されたが，日本リハビリテーション医学界や患者会などの強い反対がある．また，この改定で「集団訓練」が認められなくなり，障害者のピアサポートなど心理的側面が軽視された（2008 年度から言語聴覚士の言語訓練に限定した集団訓練のみ認められている）．精神科の集団訓練は従来通り可能である．

第 4 期（充実期：〜将来）

　諸制度が動き，システムが整い，リハビリテーション資源が充足してくれば，第 4 期を迎えることができる．その時期が早く訪れることを期待したい．

表1　主な地域リハビリテーション活動等の年表

	制度等	活動等
第1期 <個別 活動期>	1963：老人福祉法 1965：理学療法士及び作業療法士法 1969：ねたきり老人に対する老人家 庭奉仕員派遣制度 1970：心身障害者対策基本法 （1993に障害者基本法に名 称変更） 1978：デイサービス，ショートステ イ誕生 1982：老人保健法成立	～保健婦（師）の訪問リハビリテーション 1960：更生相談所の訪問リハビリテーション （兵庫） 1967：東京リハビリテーション福祉協会（脳 卒中患者会）（大田仁史） 1968：北海道保健婦（師）巡回訪問リハビリ テーション（三島博信） 1973：大阪府大東市理学療法課，茨城県守谷 町通所リハビリテーション，東京都養 育院デイケア 1974：在宅機能訓練事業（悲田院） 1975：東京都板橋区訪問リハビリテーション 1976：碑文谷保健所リハビリテーション教室 1978：長崎市脳卒中連絡協議会 1979：全国地域リハビリテーション研究会発 足 大東市「障害児教育基本方針」 1980：WHOがICIDHを発表 1981：国際障害者年 1982：第1回全国失語症者の集い
第2期 <全国 展開期>	1983：老人保健法実施 機能訓練事業開始 老人訪問看護制度 1984：地域リハビリテーション推進 事業（更生相談所） 1985：第1次医療法改定 1986：老人保健施設（中間施設） 1987：社会福祉士及び介護福祉士法 1989：ゴールドプラン 寝たきりゼロ作戦 在宅介護支援センター 1991：老人保健法改定 1992：第2次医療法改定 訪問看護制度（ステーション） 療養型病床群 1993：障害者対策に関する基本計画 策定，ハートビル法 1994：新ゴールドプラン，エンゼル プラン 老人デイケア（診療報酬） 1995：障害者プラン―ノーマライ ゼーション7か年戦略― 1996：地域リハビリテーションコー ディネーター 機能訓練事業A型，B型 リハビリテーション科標榜 科になる タウンモビリティ推進事業	1983～1992：国連障害者の十年 1987：第1回地域リハビリテーション研修会 （日本理学療法士協会） 1989：第1回沖縄県地域リハビリテーション 推進交流大会 東京・第1回墨田区リハビリテーショ ン大会 国連総会「子ども権利条約」 1991：東京都が都営住宅のバリアフリー化 1992：第29回日本リハビリテーション医学 会（会長・澤村誠志），地域リハビリ テーションにかかわるあらゆる職種が 発表 1993～2002：アジア太平洋障害者の十年 1994：日本「子ども権利条約」批准 サラマンカ宣言 1997：WHOがICIDH-2ベーター1案を発表 1998：全国脳卒中連合会 1999：WHOがICIDH-2ベーター2案を発表 1999：国際高齢者年

第3期 <再編・混乱期>	1997：言語聴覚士法 1998：地域リハビリテーション支援 　　　体制整備推進事業 　　　社会保障の基礎構造改革 2000：介護保険制度開始，回復期リ 　　　ハビリテーション病棟 　　　ゴールドプラン21（～2005）， 　　　健康日本21（～2010） 　　　交通バリアフリー法 　　　老人保健法全部改正 2001：厚生省→厚生労働省（2001. 　　　1.6） 2002：健康増進法 2003：介護報酬改定 　　　支援費制度 　　　第4次医療法改正 2005：介護保険法改正 　　　障害者自立支援法 2006：健康保険法改正 　　　高齢者虐待の防止，高齢者の 　　　養護者に対する支援等に関 　　　する法律（2006年4月施行） 　　　医療構造改革 　　　診療報酬改定でリハビリ 　　　テーション医療の枠組みの 　　　変更 2008：後期高齢者医療制度発足によ 　　　り老人保健法は高齢者の医 　　　療の確保に関する法律へ変 　　　更 2009：介護報酬改定 　　　障害者福祉サービス費用報 　　　酬改定 2010：診療報酬改定 2013：障害者自立支援法から障害者 　　　総合支援法に変更（難病追 　　　加），重度訪問介護の対象拡 　　　大（2014年4月より） 　　　障害者差別解消法が成立 　　　（2016年4月より施行） 2014：医療介護総合確保推進法 2016：障害者差別解消法施行	1999：地域リハビリテーション支援体制整備 　　　推進事業（厚生省：マニュアル発表） 2000：全国回復期リハビリテーション病棟連 　　　絡協議会発足 2001：WHOがICFを発表 2001：第一回リハビリテーション合同研究大 　　　会開催（茨城） 2002：第一回全国地域リハビリテーション研 　　　修会開催（大阪：同研究会主催） 2003：報告書「2015年の高齢者介護」（堀田 　　　力） 2004：スペシャルオリンピック（長野県） 2004：報告書「高齢者のリハビリテーション 　　　の在りかた」（上田敏） 2005：シルバーリハビリ体操指導士養成事業 　　　開始（茨城県） 2006：地域包括支援センター設置 2008：報告書「地域における『新たな支え合 　　　い』を求めて」（これからの地域福祉の 　　　あり方に関する研究会） 2010：安心活力への「社会保障ビジョン」 　　　新成長戦略「元気な日本」復活のシナ 　　　リオ 2011：社会保障・税一体改革（政府・与党社 　　　会保障改革本部決定） 　　　地域包括ケアの推進（介護保険法一部 　　　改正．第5条第3項に「地域包括ケア 　　　に係わる理念」が追加される） 2012：保健所機能の拡充のガイドライン 2014：新しい地域支援事業で地域リハビリ 　　　テーション活動の支援事業 2015：地域リハビリテーション活動支援事業 　　　創設 　　　保健医療2035提言書（「保健医療 　　　2035」策定懇談会） 2016：地域リハビリテーションの定義改定 　　　（日本リハビリテーション病院・施設 　　　協会） 2017：2040年に向けた挑戦（地域包括ケア 　　　研究会） 　　　地域リハビリテーション活動支援事業 2018：一体的介護予防事業（厚生労働省）

＊諸制度が出てきたが，資源の不足や内容，役割分担，連携等に混乱がみられる．第4期として，＜充実期＞がくることが望まれる

Keyword 訪問リハビリテーション，通所リハビリテーション，介護保険，機能訓練事業，地域リハビリテーション支援体制，診療報酬改定

参考文献
1）澤村誠志（監修）：地域リハビリテーション白書3．三輪書店，pp.24-31, 2013.
2）大田仁史：地域リハビリテーション論ver7．三輪書店，pp.1-3, 2018.

5. 制度にみられる
　　地域リハビリテーション

老人保健施設〔1986（昭和61）年，老人保健法〕

　中間施設として設立された．100床に対しPTまたはOTいずれか1名以上の配置が義務づけられている．老人デイ・ケアなどの通所サービスの拠点にもなりうる．しかし，PT，OTの配置人員が少ないため，すべてが十分なリハビリテーション機能を果たしているとは考えられない．

　介護保険のデイケア（通所リハビリテーション）施設として認められているが，認知症高齢者に占められるところが多く，通所リハビリテーションとはなりえていないのが実態である．

　2003（平成15）年度より，介護老人保健施設のリハビリテーション機能を強化する目的で個別訓練を重視する報酬制度がとられるようになった．同時に訪問リハビリテーションも認められることになった．

第2次医療法改正〔1992（平成4）年〕

　「単に治療のみならず，疾病の予防のための措置及びリハビリテーションを含む」という医療提供の理念が医療法の文言に明記された．「在宅」も医療提供の場とされた（p21参照）．

　これによって，「在宅リハビリテーション」が法的に確立したといえよう．

介護保険法〔1997（平成9）年成立，2000（平成12）年4月実施〕

　自助自立，自立支援，介護予防が柱に掲げられ，「リハビリテーション前置主義」という言葉が生まれたが，現実にはリハビリテーション資源の不足が浮き彫りになった．

　リハビリテーションが十分なされず，利用者が介護保険になだれ込むと，無為のため要介護状態の利用者が急増し，また要介護者の介護度の改善が見込めないなどのため介護費用がかさみ，介護保険は第二の国保（国民健康保険；膨大な赤字で市町村の財政負担になっている）になるのではないかと危惧されている．

　その対策としてもリハビリテーションは欠かせないという認識がある．

地域リハビリテーション支援体制推進事業
〔1999（平成11）年3月にマニュアルを発表〕

　介護保険と両輪をなすように，都道府県の責任で図13に示すようなシステムを組み立てることが要請された．しかし，センターの力不足に加え資源の不足や

図 13　地域リハビリテーション支援体制について

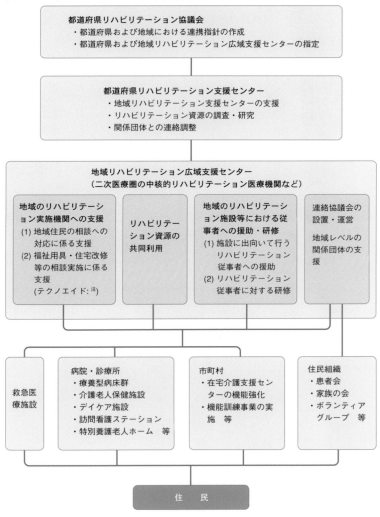

注：　テクノエイド；住宅改修や福祉用具について専門的な指導・助言を行う
（地域リハビリテーション支援活動マニュアル作成に関する研究班［班長・澤
村誠志］：地域リハビリテーション支援活動マニュアル．1993年3月より）

サービス料の支払い方法など法的な整備が十分でなく，都道府県の動きは鈍い．
　筆者がかかわる茨城県では，2000（平成12）年2月に茨城県地域リハビリテー
ション協議会を発足させ，独自の県単独事業を組み入れて，同年8月に土浦地区
をモデルとして2か所の広域支援センターと4か所の地域リハビリテーション・
ステーションを指定した．しかし，その運用に関しては，専門職の不足，料金の

図14　地域リハビリテーション・ネットワーク図（茨城県 2019 年 4 月現在）

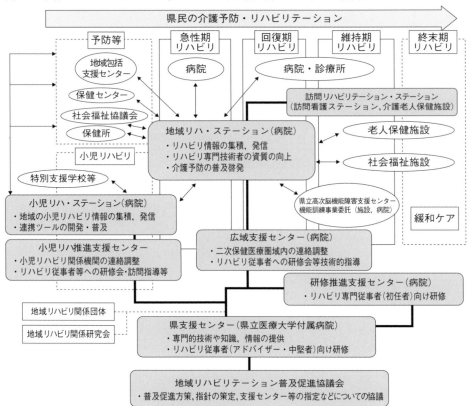

設定の困難性など，運用面で解決されなければならないことが多かった．現在は
図 14 のような連携システムを充実させる努力がなされている．

　地域リハビリテーション支援体制は，全国に一定の内容のリハビリテーション
サービスを提供できる体制の普及には一定の効果があったものの，その多くが病
院主導型であるため，リハビリテーション病院が少ない東北地方，北関東，東京
およびその周辺の都市では十分機能しているとは言い難い．厚生労働省はそのエ
ビデンスを不満とし，2005（平成 17）年度で補助金を打ち切った．しかし，この
ようなシステムは，多職種の合同研修事業の組み立てや災害時の対応には欠かせ
ないシステムなので，その実態を把握して活用すべきである．

　浜村明徳氏が委員長をする「地域におけるリハビリテーションの提供体制に関
する検討委員会」は，介護保険制度の改正をにらんで，2004（平成 16）年 3 月に
「地域におけるリハビリテーションの提供体制に関する報告書」と題する報告書を

出した．仕組みやシステムについて高齢者に偏重したものではあるが，地域リハ
ビリテーション広域支援センターの機能を重視した具体的な活動の指針の手がか
りを提示する報告となっている（**図15**）．その後，介護保険法の改正（2006年4
月施行）により，介護予防の拠点となった「地域包括支援センター」との関係に
ついてこの報告書から読み取る作業がなされ，2008（平成20）年に日本リハビリ
テーション病院・施設協会は**図16**のような「地域リハビリテーション推進シス
テム図」を示した．

図15　地域におけるリハビリテーションの提供体制

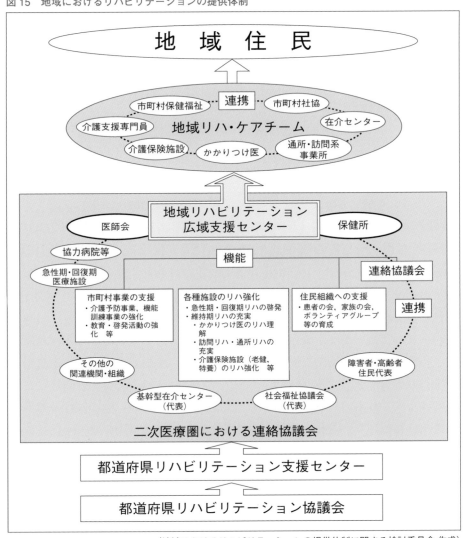

（地域におけるリハビリテーションの提供体制に関する検討委員会 作成）

図16　今後の地域リハビリテーション推進システム図

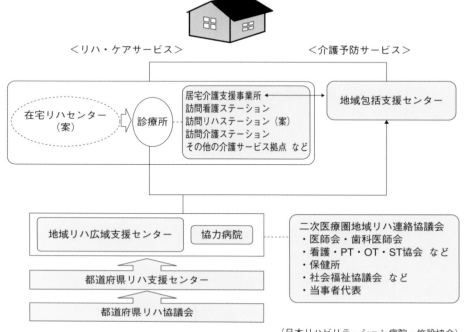

（日本リハビリテーション病院・施設協会）

支援費制度〔2003（平成15）年4月〕から障害者自立支援法に〔2006（平成18）年4月〕，そして障害者総合支援法〔2013（平成25）年4月〕に移行

　2000（平成12）年6月，社会福祉法等の改正が行われ，2003（平成15）年度から障害者福祉サービスは措置制度にかわって支援費制度が導入された（**図17**）．市町村から支給決定を受けた障害のある人自らがサービスを選択する．事業者は行政からサービスの委託を受けるのではなく，利用者の選択に応じなければならないという意味では画期的な制度変更であった．しかし，市町村の支給決定を行う認定者の資質やケアマネジャーの不在，サービス量の不足などの問題点が指摘されていた．これらのことから，この制度は2006（平成18）年に施行の障害者自立支援法に移行され，身体・知的・精神障害者の福祉サービスは一元化された．また，サービス体系は大きく自立支援給付と地域生活支援事業に分類された．国の費用負担の強化が図られる一方，応益負担（一割）が課題になった．さらに，2013（平成25）年4月より，障害者総合支援法と名前が変わりその一部が施行され，難病者が障害者の範囲に加わった．障害程度区分は障害者支援区分と変更された．全部施行期日は2014年（平成26）年4月とし，3年ごとに見直される．

図17　支援費制度のしくみ

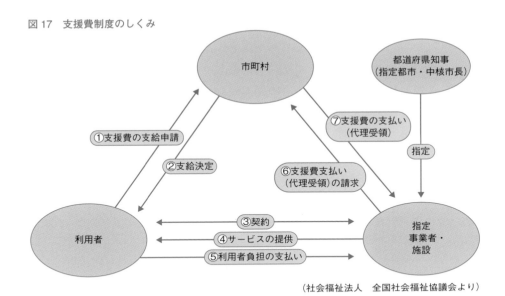

（社会福祉法人　全国社会福祉協議会より）

表2　介護保険の改正（平成17年6月22日）

一部を除き平成18年4月1日より施行
●改正の趣旨
1．持続可能な介護保険制度の構築
2．高齢者の尊厳を保持（目的規定として明確化）　⎫　目的
3．能力に応じ自立した日常生活を営める社会　⎰
4．予防給付の内容の見直し　⎫　効率化及び重点化
5．食費及び居住費の給付の見直し　⎰
6．地域密着型サービスの創設等　　　新たなサービス類型の創設
7．事業者及び施設の指定の更新制の導入　サービスの質の向上
8．障害年金及び遺族年金を特別徴収の対象　負担の在り方の見直し

改正介護保険法〔2005（平成17）年6月改正，2006（平成18）年4月施行〕

　2005（平成17）年6月22日に改正された介護保険は，同年10月から食費と住居費が受益者負担となり，その他は2006（平成18）年4月から施行された．この改正の主眼は介護予防と地域重視型にあるといわれ，改正の趣旨は**表2**のように整理できる．ことに「2015年の高齢者介護」で主張された高齢者の尊厳の保持が目的規定として明確化されることになった．くわしくは「7. 介護保険法と介護予防」（p38）を参考にされたい．

　「尊厳の保持」とは介護現場では何をいうのか議論があるところだが，無視や拘束，虐待にかかわることは当然として，意識のはっきりした人には「トイレに行きたいときにトイレに連れて行くケア」などもその範疇（はんちゅう）に入れてほしい．いずれにせよ，尊厳という目に見えないものは，かかわる人にその気持ちがないと存在しないのと同じなので，ケアするものの意識が問われることになる．

　この改正では，介護予防という言葉が表面にはじけ出た．リハビリテーション医療と深くかかわるだけに，特に維持期以後のリハビリテーション医療にかかわるものは研究を怠ってはならない．

Keyword 老人保健法，機能訓練事業，介護保険法，地域リハビリテーション支援体制推進事業，支援費制度，改正介護保険法，介護予防，尊厳

参考文献
1）高齢者介護研究会：報告書　2015年の高齢者介護〜高齢者の尊厳を支えるケアの確立に向けて〜．2003.
2）高齢者リハビリテーション研究会：報告書　高齢者のリハビリテーションの在り方．2004.
3）澤村誠志（監修），日本リハビリテーション病院・施設協会（編）：これからのリハビリテーションのあり方．青海社，2004.
4）浜村明徳：地域におけるリハビリテーションの提供体制に関する報告書．2004.
5）日本リハビリテーション病院・施設協会（編）：高齢者リハビリテーション医療のグランドデザイン．pp.84-85，青海社，2008.

6. 老人保健法の消滅と地域支援事業

市町村に義務づけられた事業

　1983（昭和58）年に施行された機能訓練事業は，老人保健法により市町村に義務づけられたものであった．市町村の保健師は苦労しながら事業を組み立て，また発展させていった．市町村に義務づけられていたため，40歳以上の国民のすべてに不十分であってもリハビリテーションを保障したものであった．2000（平成12）年の介護保険法の施行で，この事業は中止の方向に大きく舵をとり，2007（平成19）年の老人保健法の廃止と同時に消滅した．老人保健法が担っていた医療部分は2008年の「高齢者の医療の確保に関する法律」に移行された．

保健師の地区担当制

　保健師は地区担当制をとっていたので，当事者は全国どこに住んでいても担当

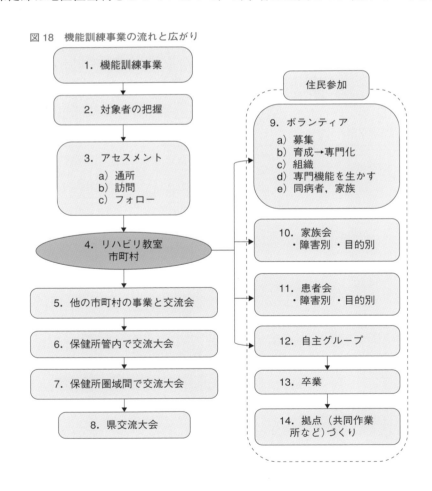

図18　機能訓練事業の流れと広がり

の保健師の名前を特定できた．リハビリテーション病院から退院した患者は自分の保健師が存在し，直ちに支援を受けられた．リハビリ教室（多くの市町村はそう呼んでいた）に参加した当事者は仲間との触れあいの場を直ちに持つことができた．それを竹内孝仁教授（国際医療福祉大学）は一次社会参加，そこから一般社会に戻る人々を二次社会参加と呼んだ．

事業の拡大と住民参加型のシステム

　超高齢社会では住民参加型の支援システムが求められる．機能訓練事業（老健法）では，優れた保健師は事業を拡大していった．他の市町村との連携は，当事者の活動範囲を拡げ，萎縮した世界を拡げるのに大いに貢献した．さらに，住民を巻き込んだ事業を展開した．**図18**は事業を概観したものである．

健康増進法と介護保険でこの機能を挽回できるか

　健康増進法に機能訓練事業という市町村の任意事業がある．これに介護保険の地域支援事業で，老健法の機能訓練事業が果たしていた役割が担えるかは大きな課題である．「リハビリ難民」が出ないことを願う．

図19　地域支援事業の全体像

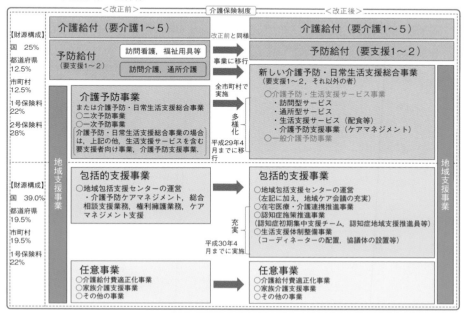

（厚生労働省：「新しい地域支援事業の全体像」を一部改変）

地域支援事業

　地域支援事業は市町村業務として老人保健法の機能訓練事業に代わる役割も担っている．2014 年には新しい地域支援事業として，制度変更だけでなく新しい施策が次々と市町村に降りてきたため，担当部局の苦労が目に浮かぶ．しかし行政の力だけでは超高齢社会は乗り切れないので，官職民が一体となって取り組まなければならないだろう（**図 19**）．

　制度や事業がめまぐるしく変わるので，**図 20** に簡単に整理した．

図 20　「地域包括ケアシステム」にかかわる法・制度整備の大きな流れの整理

経過のおさらい

初出

2003（平成15）年6月23日　高齢者介護研究会（委員長：堀田力）の報告書「2015年の高齢者介護」で初めて「地域包括ケア」の概念が示された．

2006（平成18）年4月　介護保険の見直しで「地域包括支援センター」が設置された．

2008（平成20）年3月　これからの地域福祉の在り方を考える研究会報告．
自助・互助→SC訴える．（中村老健局長の私的諮問会議）

2010（平成22）年3月　地域包括ケア検討会議（議長：田中滋）の報告書→
高齢者以外へのサービスの拡大を提言．

2011（平成23）年6月　介護保険法の一部改正．第5条（国及び都道府県の責務）に新たに第3項として「地域包括ケアに係わる理念」が，追加された．

2012（平成24）年4月　施行．それに伴い，「ケア会議」「介護予防事業」などさまざまなモデル事業が実施され始めた．

2013（平成25）年11月　市町村主体の地域支援事業が浮上．

2014（平成26）年4月　地域包括診療科，介護保険リハビリテーション移行支援料など診療報酬改定

2014（平成26）年6月25日施行　地域における　医療及び介護の総合的な確保を推進するための関係法律の整備等に関する法律（医療介護総合確保推進法）
→新しい地域支援事業（その中に，地域リハビリテーション活動支援事業）

2016（平成28）年3月　地域包括ケアシステムの概念図変更

2017（平成29）年3月　「2040年に向けた挑戦」（地域包括ケア研究会）
　　　　　4月　総合事業本格スタート，生活支援コーディネーター配置

2018（平成30）年4月　一括的介護予防事業

Keyword 機能訓練事業，介護保険，住民参加型支援システム，地域支援事業，新しい地域支援事業

7. 介護保険法と介護予防

介護保険

2000（平成12）年4月から介護保険法が施行された．介護の社会化すなわち要介護者を家族だけでなく社会全体でお世話しようというものである．

介護保険と介護予防は両輪をなすものであり，介護予防の具体的な手法であるリハビリテーションの技術は有力な武器である．リハビリテーションを受けないで廃用状態になった人にただお世話するというのはいかにも後手で不経済であり，リハビリテーション前置主義がいわれるゆえんである．1999（平成11）年度からの地域リハビリテーション支援体制推進事業や2000（平成12）年度からの回復期リハビリテーション病棟（診療報酬）の新設も同様の位置づけで理解できる．

介護保険制度の認定についての流れを**図21**に示した．2006（平成18）年4月施行の改正介護保険法により，⑥の認定審査会で要支援1，2の判定が行われることになり，この2つのレベルには予防給付のサービスが行われることになった．予防給付は2014年の新しい地域支援事業で市町村事業に移行しつつある．これら

図21　要介護認定の申請から認定まで

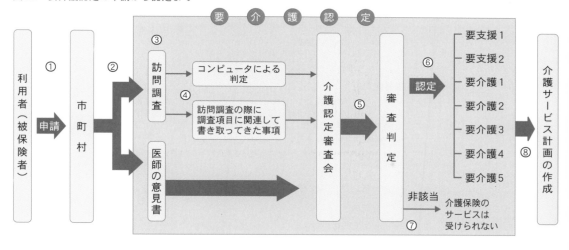

① 申請は，本人や家族の他，近くの居宅介護支援事業者（ケアプラン作成業者）や介護保険施設にも頼める
② 認定の効果は申請の時までさかのぼるので，申請をすればサービスを使い始めることができる
③ 訪問調査は，市町村の職員や，市町村からの委託を受けた居宅介護支援事業者等の介護支援専門家が家庭等を訪問し，心身の状態などについて聞き取り調査を行う
④ 心身の状態などの調査の結果をコンピュータに入力し，介護に必要な時間を推計する
⑤ 審査会の委員は，保健・医療・福祉に関する専門家5人程度で構成する
⑥ 認定結果に不服がある場合，都道府県の「介護保険審査会」に申し立てができる
⑦ 認定されなかった高齢者にも，市町村の独自の事業として介護保険以外のサービスが行われることがある
⑧ 要介護認定は，原則として6か月（2004年4月より12か月）ごとに見直される

（厚生労働省老健局より，一部改変）

図22　高齢者の介護保険等の制度とリハビリテーション医療の関係

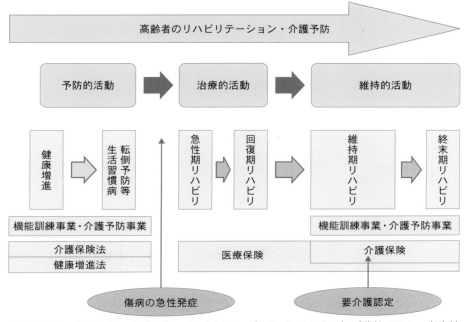

（石川　誠：リハビリテーション医療の流れ，これからのリハビリテーションのあり方．青海社，2004．一部改変）

表3　40〜64歳の人が対象となる特定疾病（厚生労働省）

・初老期の認知症（アルツハイマー病，脳血管性認知症等）
・脳血管疾患（脳出血，脳梗塞等）
・筋萎縮性側索硬化症
・パーキンソン病関連疾患
・脊髄小脳変性症
・多系統萎縮症
・糖尿病性腎症，糖尿病性網膜症，糖尿病性神経障害
・閉塞性動脈硬化症
・慢性閉塞性肺疾患（肺気腫，慢性気管支炎，気管支喘息等）
・両側の膝関節又は股関節に著しい変形を伴う変形性関節症
・関節リウマチ
・後縦靱帯骨化症
・脊柱管狭窄症
・骨粗鬆症による骨折
・早老症（ウェルナー症候群）
・がん末期

諸制度とリハビリテーションの関係の概略を整理したものが**図22**である．2007
（平成19）年には，訪問調査項目に問題があるとして，項目数を増やして正確な
状態を把握し，一方で認定審査会を中止することが検討されることになった．ま
た，介護保険の対象となる特定疾病を**表3**に示した．

介護保険のなかのリハビリテーション

　介護保険法第4条で以下のように介護予防の概念とリハビリテーションの重要性が示され，第5条では市町村行政の義務として同様のことが述べられている.

介護保険法（抄）

（平成9年12月17日成立，平成12年4月1日施行）

（国民の努力及び義務）

第4条　国民は，自ら要介護状態となることを予防するため，加齢に伴って生ずる心身の変化を自覚して常に健康の保持増進に努めるとともに，要介護状態となった場合においても，進んでリハビリテーションその他の適切な保健医療サービス及び福祉サービスを利用することにより，その有する能力の維持向上に努めるものとする.

介護予防とリハビリテーション

　自立支援，要介護状態の軽減・予防を一般的には「介護予防」という．筆者はこれに，「介護困難の予防・解除」を含めたほうがよいと考える．これらを一連の流れでとらえると，健康増進（生活習慣の改善）すなわち保健のレベルから人生の終末までを考えることができて，健康にかかわる全体像が理解しやすい（**図23**）.

　すなわち，1次，2次，3次予防のすべてが介護予防につながる．この流れでみ

図23　介護予防という概念とリハビリテーション医療の位置

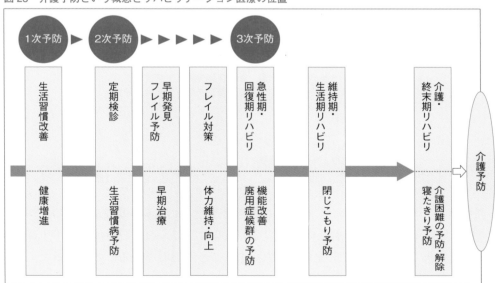

図 24　一体的介護予防で結びつける

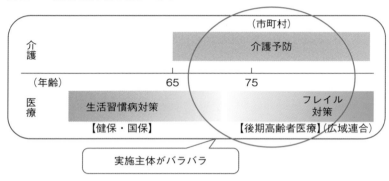

れば，急性期，回復期，維持期，介護期，終末期のリハビリテーションがどの位
置にあるかは明瞭である．

　2018 年，国は介護予防の実施主体がバラバラであるという認識から，保健と従
来の介護予防とを結びつける「一体的介護予防」という言葉を使用し，後期高齢
者の保険事業と介護保険を結び付けようとしている（**図 24**）．しかし，保健師の
任用などで多くの課題がある．

＊フレイル（frail）：「虚弱」の意味．放置すると寝たきりになりやすい高齢者に用いる新しい
　概念．筋力増強や栄養改善が必要とされている．

介護予防に働く力

　介護予防を推し進める力は**図 25** のように整理される．個々人の自助努力は当
然としても，介護保険下では指定業者の善意や努力によらねばならないことが多
い．また要介護度によって料金が異なり，手間をかけて要介護度を改善しても報
奨制度がないため，リハビリテーションのインセンティブが働きにくいという課
題がある．要介護者の評価法に工夫が必要である．

介護予防が必要とされる根拠

1）認定状況の変化

　日医総研の川越雅弘氏の松江広域，出雲市，瑞穂町の被保険者を対象に分析し
た報告（**図 26**）によると，要介護が改善した率は低いという．介護予防が，介護
保険制度内では効果を上げていないことが浮きぼりにされた歴史的報告である．

　要介護認定者数の急増，特に要支援，要介護 1 のどちらかといえば軽度の認定
者の増加率が高いことに国は危機感を持ち（**図 27**），2005（平成 18）年 4 月施行

図 25　介護保険下で介護予防に働く力

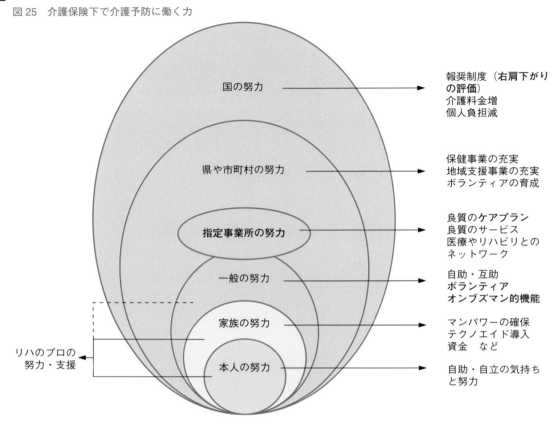

報奨制度（**右肩下がり
の評価**）
介護料金増
個人負担減

保健事業の充実
地域支援事業の充実
ボランティアの育成

良質のケアプラン
良質のサービス
医療やリハビリとの
ネットワーク

自助・互助
ボランティア
オンブズマン的機能

マンパワーの確保
テクノエイド導入
資金　　など

自立・自立の気持ち
と努力

国の努力

県や市町村の努力

指定事業所の努力

一般の努力

家族の努力

本人の努力

リハのプロの
努力・支援

の改正介護保険法では介護予防に重点がおかれた.

　現在，介護給付の中の介護予防は次第に地域支援事業に組み替えられつつある．しかし改正介護保険法のなかでも，介護給付に介護度の改善のつながるような具体的な考えは示されていない．予防給付に至るまで介護予防に努めても，介護給付を受けるようになると結局一気に介護度が悪化する恐れがある．鳴り物入りで自立支援が叫ばれたが，介護保険制度そのものに，介護度の改善のインセンティブがないことに変わりない．改正介護保険法においても，介護給付のなかの介護予防の行方は危惧される.

2）改正介護保険法〔2006（平成 18）年 4 月施行〕

　2006（平成 18）年 4 月施行の介護保険法の改正に伴って，リハビリテーションとかかわりをもつ新しい言葉が多く出てきた．地域介護・福祉空間整備は，市町

図 26　認定状況の変化（認定者：7,878 人）

2002. 10　　2000. 10	認定あり						認定なし	
	要支援 （439）	要介護 1 （1,316）	要介護 2 （1,010）	要介護 3 （855）	要介護 4 （957）	要介護 5 （1,151）	小計 （2,150）	死亡 （再掲） （1,830）
要支援 （961）	32.4%	34.8%	8.4%	2.9%	1.7%	1.1%	18.7%	8.8%
要介護 1 （1,967）	5.9%	39.8%	18.5%	8.4%	5.5%	2.4%	19.5%	14.8%
要介護 2 （1,366）	0.5%	11.6%	31.8%	17.9%	10.2%	4.1%	23.9%	20.4%
要介護 3 （1,157）	0.3%	2.6%	9.8%	27.8%	22.9%	10.3%	26.4%	23.9%
要介護 4 （1,219）	0.1%	0.7%	1.4%	7.1%	29.9%	25.6%	35.3%	32.7%
要介護 5 （1,208）	0.0%	0.1%	0.2%	0.8%	5.2%	50.2%	43.5%	41.4%
縦計	5.6%	16.7%	12.8%	10.9%	12.1%	14.6%	27.3%	23.2%

注 1. （　　）内は N 数，注 2. 構成割合は 2000 年 10 月時点の要介護度別認定者に対するもの
※日医総研・川越雅弘主席研究員による調査研究. 松江広域，出雲市，瑞穂町の被保険者を対象に分析
（高齢者介護研究会『2015 年の高齢者介護』2003. 6 より引用）

図 27　要支援・要介護の高齢者増加（介護保険事業状況報告より）

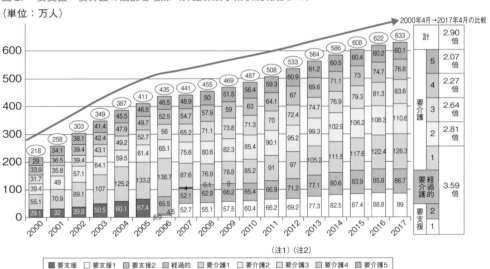

（注1）（注2）

■ 要支援　□ 要支援1　■ 要支援2　□ 経過的　□ 要介護1　■ 要介護2　■ 要介護3　■ 要介護4　■ 要介護5

注1）陸前高田市，大槌町，女川町，桑折町，広野町，楢葉町，富岡町，川内村，大熊町，双葉町，浪江町は含まれていない.
注2）楢葉町，富岡町，大熊町は含まれていない.

（厚生労働省：介護保険事業状況報告より一部改変）

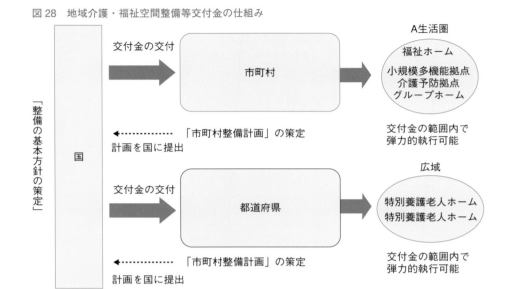

図 28　地域介護・福祉空間整備等交付金の仕組み

村が小さい生活圏に地域密着型の施設（小規模多機能施設や老人福祉ホームなど）を設立するとき，直接国に計画を提出し，認められると交付金（補助金ではない）が支給されるという仕組みである．計画書を出さなければ交付金は市町村には交付されない．都道府県は，老人保健施設や特別養護老人ホームなど広域のサービスに関して同様に計画を立て，国から交付金をもらうことになる（**図 28**）．

　改正の主旨として，p33 の表 2 にあげられている「尊厳の保持」が重視された．「尊厳」を重視し，「介護予防」を大切にすれば，リハビリテーションの考え方と手法はさらに必要になるだろう．

地域包括支援センター

　65 歳以上の高齢者が要介護状態にならないよう，また要支援状態になってもできるだけ悪化を防止するため，介護保険法改正では「予防重視型システムへの転換」として全体の概要を**図 29** のように示した．シームレスな対応としているが，要介護者の介護予防についての論及がなく，机上の空論ではないかとの批判がある．

　介護予防のスクリーニングがうまく行えるか，介護認定（要支援）を受けなかった 65 歳以上の人に対する地域支援事業と，要支援の介護認定を受けた 40 歳以上の人に対する予防給付のケアマネジメントをできるのか，という危惧もある．これは公平・中立性が担保された地域包括支援センター（2008 年度までに設立義務）

図 29　予防重視型システムへの転換（全体概要）

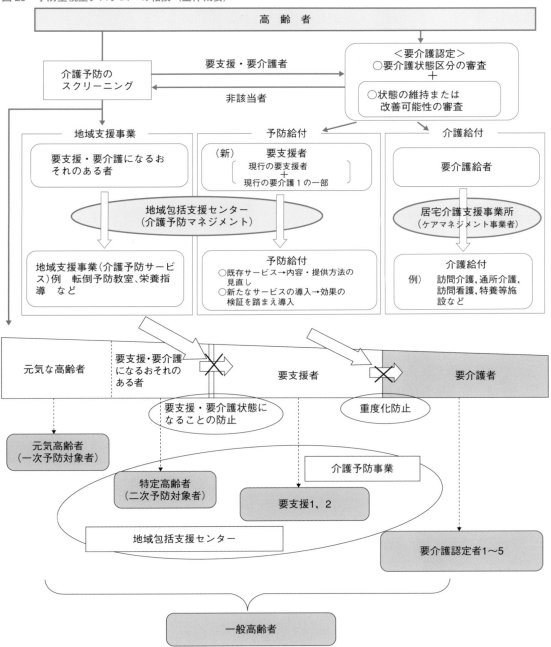

現在,介護予防事業は大きく変わろうとしている.このような形で始まったことを理解しておくことが重要である.

図30 地域包括支援センターのイメージ

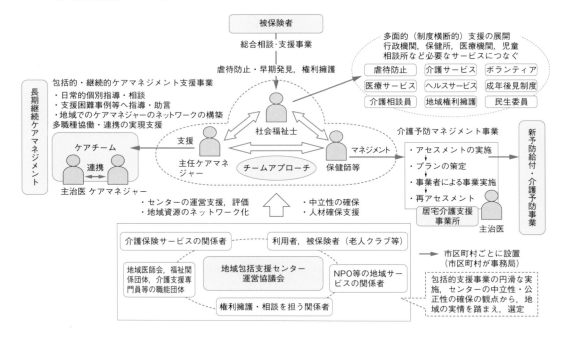

が地域包括支援事業として行うことになる（**図30**）．人口2～3万人を単位とし，広域に及ぶ場合はサテライト機能をもつものをつくって良いことになっている．公平・中立性を保つには，基本的には市町村が直轄すれば良いといえる．しかし，実際には社会福祉士（など），保健師（など），主任ケアマネジャー（など）の義務づけられている3職種の人員配置が困難で，事業所に委託せざるを得ない市町村もあり，社会福祉協議会や在宅介護支援センターに委託されたところもある．

さらに市町村には，地域包括支援センターを指導・評価・支援するために，有識者，実務者，サービス利用者などで構成する運営協議会の設置が義務づけられている．これは1市町村に1協議会となっている．

介護予防事業については，効果がある事業が見当たらず，国は，介護予防給付を次第に地域支援事業に移管していく方針である．その取り組みは元気高齢者（一次予防対象者）も特定高齢者（二次予防対象者），また要支援認定者も含めた介護予防事業を行うよう大きく枠組みを変えようとしている．

地域包括支援センターが地域のケアの中心にならなければならないが，高齢者，また当事者に限定された取り組みでは，小児や障害者，また家族等への支援など地域のケア・ニーズのすべてに対応しにくい側面もあることが指摘されてい

図31　地域リハビリテーション推進支援体制と地域包括支援センターとの関係概念図

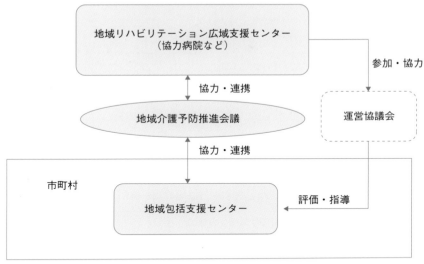

＊地域介護予防推進会議を置くことにより，地域リハビリテーション広域支援センターと
　包括支援センターの関係が密になり，包括支援センターにリハビリテーション機能が注入され，
　介護予防のマネジメントが推進される．

る．今後地域包括ケアシステムを構築するうえで中心的な役割を担わなければな
らず，特に医療との連携を含め，行政の組織横断的な取り組みも強く望まれてい
る．具体的には，地域の病院がアウトリーチを拡大して福祉サイドに呼びかけを
行うことが必要であろう．しかし，保険者側（都道府県・市町村）の地域包括支
援センターの業務に対するチェック不備，指導不足が指摘されている．

介護給付までのシームレスな流れ

　地域支援事業→予防給付→介護給付のマネジメントは，主として地域包括支援
センターの主任ケアマネジャーの仕事になっているが，もちろん保健師に期待さ
れるところも多い．しかし，筆者はこの段階でリハビリテーションの専門職がか
らむべきと強く認識している．

　地域リハビリテーション支援体制における広域支援センターと市町村が協力
し，地域包括支援センターの職員と協力し「地域介護予防推進会議」（図31）の
ようなプラン・評価の調整機能を果たすべきである．1996（平成8）年に生まれ
た地域リハビリテーションコーディネーターを活用し，調整にあたらせようとい
う試みもある（大分県）．

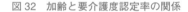

図 32　加齢と要介護度認定率の関係

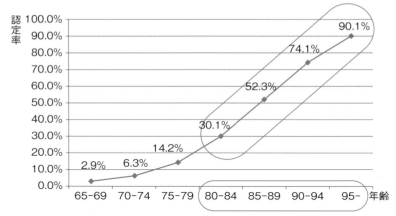

■要介護者・中重度者・看取りニーズの増加
　・要介護認定率は 80〜84 歳で急激に上昇.
　・85 歳を超えたあたりかりから，中重度者の割合が増加.
　・中重度者の増加は，看取りニーズの増加にもつながる.

（厚生労働省：「地域包括ケア研究会報告書」より一部改変）

　なお，生活機能低下のリスクがある者（特定高齢者）を厚生労働省は 65 歳以上の高齢者の 5％と見積もったが，2006（平成 18）年 11 月 30 日時点での決定者は 0.44％と極端に少ないことが判明し，2008（平成 20）年 4 月から選定する基準を基本チェックリスト（p85，付録，表 17 参照）で行うよう見直しを行った.

2040 年に向けた挑戦

　地域包括ケア研究会では，2040 年には団塊世代の人が全員が 90 歳以上，第 2 団塊世代が 65 歳以上になるとし，その対応に危機感をにじませたものを 2016（平成 28）年度の報告書とし，中長期的な展望として「2040 年に向けた挑戦」を出した．80 歳を超えるころから要介護者が急激に増えることが予想され（図 32），報告書には予防が強調されている．ゼロ次予防，つながる予防，一次予防，二次予防，三次予防と 5 つの予防が重要とされた（図 33）.

　ゼロ次予防は地域環境の整備などが挙げられている．つながる予防と合わせて考えると自助・互助・ネットワークがキーワードであるソーシャルキャピタル（社会関係資本）の気風が世の中に広がらなければならないとも読める．ソーシャルキャピタルの醸成は，2012（平成 24）年に厚労省健康局長から「地域保健対策の推進に関する基本的指針の一部改正」として告示という形で出され，保健関係者の間ではその取り組みがなされているところもある．しかし，介護関係にはその

図33　2040年に向けた挑戦

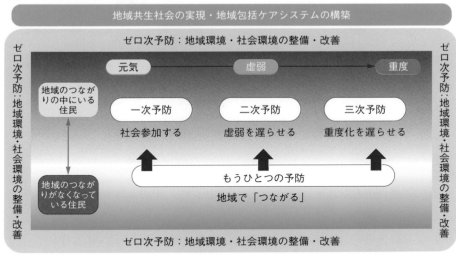

三菱 UFJ リサーチ＆コンサルティング「＜地域包括ケア研究会＞
―2040 年に向けた挑戦―」より引用

概念は十分に伝わっていない.

Keyword 介護保険，介護保険法改正，介護予防，特定疾病，要介護度，地域包括支援
センター，地域介護，福祉空間，予防重視型システム，介護予防ケアマネジメント，
2040 年に向けた挑戦

参考文献
1）日本リハビリテーション病院・施設協会（編）：介護保険とリハビリテーション．三輪書店，1999.
2）厚生労働省：老人保健法の全部改正．1999.
3）三菱 UFJ リサーチ＆コンサルティング「＜地域包括ケア研究会＞―2040 年に向けた挑戦―」（地
域包括ケアシステム構築に向けた制度及びサービスのあり方に関する研究事業），平成 28 年度厚
生労働省老人保健健康増進等事業，2017 年
4）厚生労働省健康局長　通知：地域保健対策の推進に関する基本的な指針の一部改正について．平成
24（2012）年 7 月 31 日.
5）稲葉陽二：ソーシャル・キャピタル入門　孤立から絆へ．中央公論新社，2011.

8. 介護予防とシルバーリハビリ
体操指導士養成事業

介護予防の概念

　介護予防の概念はいまだ判然としない．介護保険法第4条（p40参照）に述べられている国民の義務と努力がもっともそれを伝えているが，人はいつまでも「能力の維持向上」があるわけではない．それに努めるのは当然としても，なお生活能力は低下してくる．それが加齢というものである．したがって，ある手法によって一時的に身体機能が向上したことだけでエビデンスを語っても十分ではない．むしろ，そのことを明確に認めないから，重度の要介護者が放置され，悲惨な状態で死を迎えることになる．

　介護予防の概念は広くとらえておくべきである．そのように考えると，当事者に自分の意思が働かないとしても，なすべきサービスが保障される．その究極はきれいなご遺体をつくりあげることである．したがって，それに至るケアのプロセスにリハビリテーションの考えと手法が提供されるべきである．すなわち，「介護困難の予防・解除」である．

地域活動の要諦～活動家を選ぶ，育てる，組織する，フォローする～

　シルバーリハビリ体操指導士の養成事業は，50～60歳以上のボランティアの養成事業で行政が公募する．カリキュラムは洗練され，資格認定者は各市町村の指導士会に入るよう勧める．指導士会は県レベル，県5ブロック，市町村ごとにゆるやかに組織されている．

　3級指導士は地域で活動し，2級はリーダー的役割を担い，1級は市町村で3級を養成する役割を担っている（**図34-1，2**）．住民が住民を育てるシステムを持つ．

体育学的手法と動作学的手法の協働のために

　筋力トレーニングをはじめとした各種の体力向上の訓練が高齢者に行われ，それなりの効果を上げている．これらの多くはアスリートを育てる運動学・体育学的な手法の負荷量を下げたものである．普段体を動かしていない人が軽い負荷で体を動かせば，短期間でわずかでも俊敏性，柔軟性，心肺機能などの効果を生むだろう．むしろ，課題は運動を継続するかどうかにかかっている．もしそうだとすれば，加齢などで継続できなくなった人をどうするかについても考慮しておく必要がある．また脳卒中などによる片麻痺やパーキンソン，腰痛や膝痛のある人などに対して運動学・体育学的手法はあまり適していない．

図 34-1　体操指導士養成

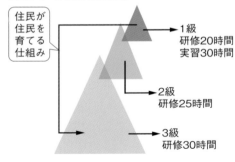

住民が
住民を
育てる
仕組み

→ 1級
研修20時間
実習30時間

→ 2級
研修25時間

→ 3級
研修30時間

図 34-2　体操指導士会の組織

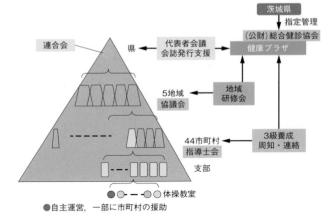

茨城県

指定管理

(公財)総合健診協会
健康プラザ

代表者会議
会誌発行支援

連合会

県

地域
研修会

5地域
協議会

3級養成
周知・連絡

44市町村
指導士会

支部

●○─●○体操教室

●自主運営，一部に市町村の援助

図 35　身体活動と介護予防の関係

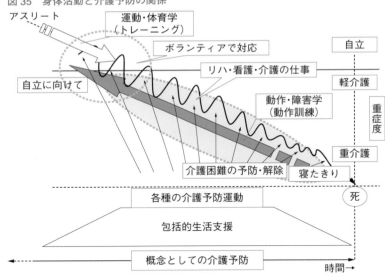

アスリート

運動・体育学
(トレーニング)

ボランティアで対応

自立

リハ・看護・介護の仕事

軽介護

自立に向けて

動作・障害学
(動作訓練)

重症度

介護困難の予防・解除

重介護

寝たきり

死

各種の介護予防運動

包括的生活支援

概念としての介護予防

時間→

　筆者のかかわる茨城県では，シルバーリハビリ体操指導士を養成しているが，そのコンセプトは，リハビリテーション医療の手法である動作学・障害学を基礎にした目的志向的体操である．**図35**に示すように，あらゆるレベルの人を対象とし，動ける範囲で筋力向上，ストレッチなど生活機能の向上に役立つもの，また要素的筋力向上により，腰痛予防，膝痛予防，肩関節周囲炎対策，腹圧性失禁

図36　高齢者の身体状況と体操の関係

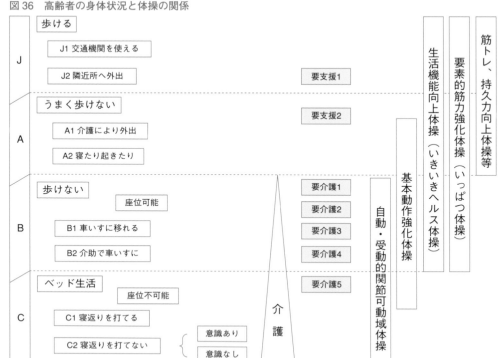

　予防体操，摂食嚥下体操，発声体操など多種類の体操を臥位，座位，起立位のどのような姿勢でも対応できるようにしてある．基本的には，寝たきりの人であっても動かすべき関節の運動範囲があるので，それを体操で覚えてもらう．これは誰でも知っていれば役立つ体操であるから，極端なことをいえば子どものときから覚えておいて，日常的に行うべきである．リハビリテーション医療の要素が含まれているので，リハビリテーション医療の一般化，日常化，自動化のために，封じ込められてきたリハビリテーション医療の開放にもつながる．

　この体操と運動学・体育学的な手法をうまく取り入れることが重要である．

福祉領域との連動のために

　地域で高齢者や障害者にかかわるときは，福祉の領域と連動することが必要である．上に述べた体操が福祉と連動しやすいように，厚生労働省が定めたいわゆる寝たきり度J・ABCランク（障害高齢者の日常生活自立度）と対応していることが実用的と考えた（**図36**）（p77，表7参照）．

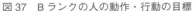

図37　Bランクの人の動作・行動の目標

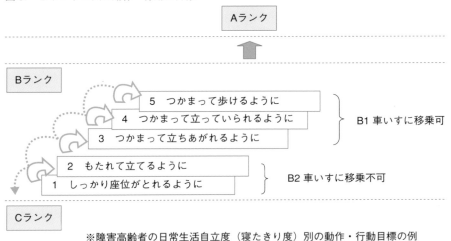

※障害高齢者の日常生活自立度（寝たきり度）別の動作・行動目標の例

目標設定に J・ABC ランクの活用を

　障害高齢者の個々の生活活動の目標設定は，福祉領域で使われている動作を細かくランク付けして使うのがよい．なぜなら簡便であることと，ランクで示されていること，すでに全国的に周知され日常的に使われているからである．**図37**に一例を示した．

　さらにこれを使う利点は，図37の破線の方向でわかるように，Aを目標にしていた人もいずれ加齢によって能力維持が困難になっても，Cランクでなすべき手法を持っているのでどのような人にも対応が可能であるからである．

介護予防運動の考えかた

　介護予防は，病気にならない，ケガをしない，からはじまる．したがって，中高年層は，生活習慣病や転倒予防が大きな目的になる．生活習慣病ではいわゆるメタボ予防が主であり，そのなかにエアロビックな運動が含まれる．

　現在各地で行政が主導して介護予防運動が行われているが，その多くは元気な人がより元気になる運動が目立つ．メタボ予防の運動もそのなかに入る．それ自体はよいことだが，超高齢社会では，そのような運動は個人の責任で行うべきである．行政は，加齢によってどうしても機能の低下が進んでいく高齢者に対して，セーフティーネットとしての運動を指導すべきである．その目標は，最期まで人間らしく過ごしてもらうためである．また，住民活動の基本は，①活動家を選び，

図 38　高齢者の介護予防「運動」の考え方

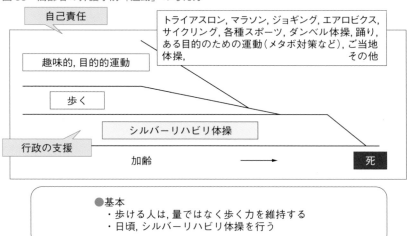

②育て，③組織し，④フォローすることである．**図38〜40**に，茨城県のシルバーリハビリ体操指導士養成事業（後述）に基づき，介護予防運動の考え方と体操指導士養成システムについてを整理した．

茨城県のシルバーリハビリ体操指導士養成事業

　2004（平成16）年度にモデル事業を行い，2005（平成17）年度から本格的に全県（44市町村）レベルでの体操指導士養成事業を開始した（**図41，42**）．2012（平成24）年度までの養成状況および指導士の活動状況，並びに指導士の養成数と活動数が軽度要介護認定者の割合とで負の相関があり（**図43**），また2006（平成18）年度と2011（平成23）年度の6年間の割合の増減（2011年度－2006年度）の関係でも指導士数と負の相関があることがわかった（**図44**）．すなわち，この事業で，指導士の養成数が多い市町村は軽度要介護者の認定率が抑えられ，また同認定率が経年的に減少する傾向があることが明らかになった．

　介護予防事業の実際の効果を判定することは難しい．長期的な展望を立て，事業を継続することが必要であろう．

図 39　対象者と各種の体操（運動）の適応

対象者		各種の元気アップ体操	シルバーリハビリ体操	
介護保険	J・ABC	エアロビックな要素が強い リズミカルな動きが多い ヨガ, 太極拳など特殊な動き	障害対応, ROM維持, 要素的筋強化, あらゆる姿勢で可能	
1次	元気な人	○	○	自主活動
2次	J 障害者 高齢者	△〜✕	○	行政・専門職の支援が必要
要支援 1, 2	A	✕	○	
要介護 1〜5	B, C	✕	○	

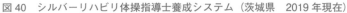

図 40　シルバーリハビリ体操指導士養成システム（茨城県　2019年現在）

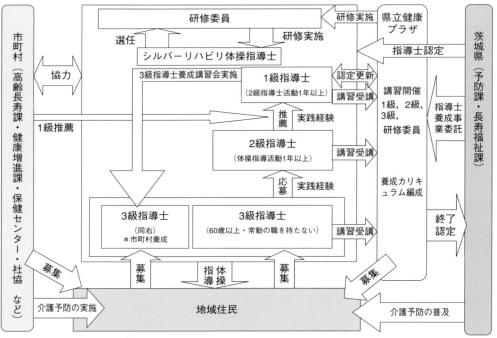

図 41　体操教室数の分布図と実施回数

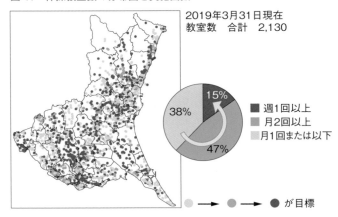

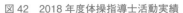

図 42　2018 年度体操指導士活動実績

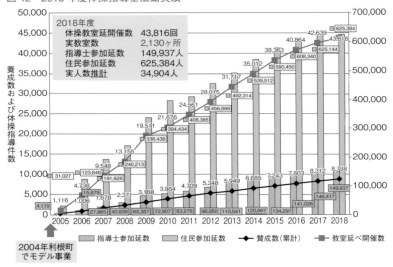

介護予防の効果の判定

　介護予防の効果の判定は，高齢者の，運動，栄養，口腔，閉じこもり・認知症・うつについて，個々の事業の判定と地域全体としての判定が必要である．

　個々の事業は，「ある人のある短期間」の判定であればある程度可能である．

　地域全体の評価には事業の広がりや浸透度が重要である．Glascow が提唱したREAIM[7]法は参考になる．全国共通の評価としては①軽度要介護者（要支援1，2，要介護度1）の認定率の推移，②介護保険料や保険料，その伸び率などの変化をみるべきであろう．

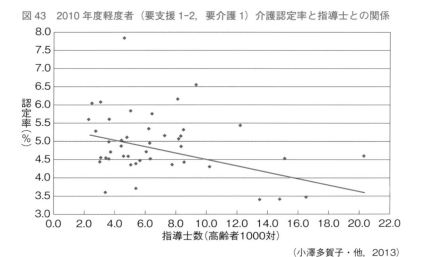

図 43　2010 年度軽度者（要支援 1-2，要介護 1）介護認定率と指導士との関係

（小澤多賀子・他，2013）

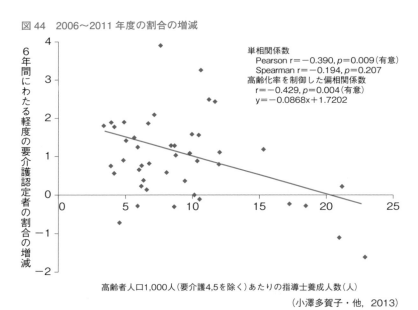

図 44　2006〜2011 年度の割合の増減

単相関係数
　Pearson r＝−0.390, p＝0.009（有意）
　Spearman r＝−0.194, p＝0.207
高齢化率を制御した偏相関係数
　r＝−0.429, p＝0.004（有意）
　y＝−0.0868x＋1.7202

（小澤多賀子・他，2013）

今後の展望

　2025 年に向けて体操指導士の多機能化の準備を進め，地域包括ケアシステムで住民やボランティアが担える生活支援部分に組織体として協働できるようにする，というのが今後の展開である．たとえば図 45 のように市町村，または社会福祉協議会や地域包括支援センターが連携し，「○○ができる指導士」を登録し，

見守りやゴミ出しなどの生活支援活動に参加する，健康紙芝居を使い生活習慣病予防の啓発をより一層きめ細かく展開するなどである．2040年には団塊世代の看取りが大きな問題となるので，在宅死する人の家族支援チームの一員にチームとして参加できる準備も進めることも重要である．

図45 地域包括ケアシステムにおける生活支援活動提供の考え方

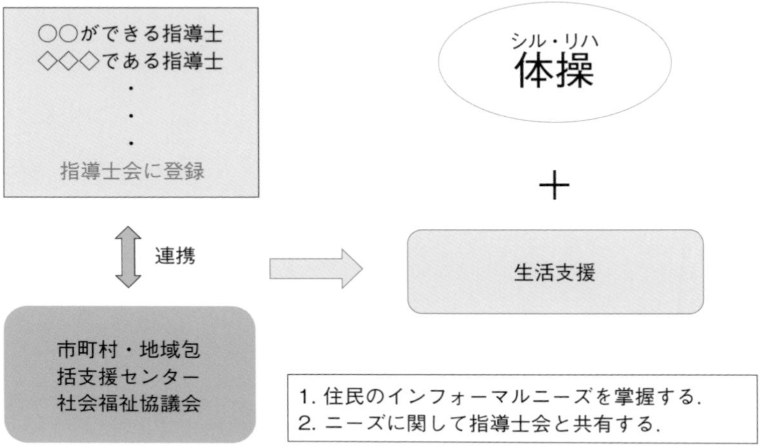

可能性と課題
＊市町村の隅々までインフォーマルサービスが展開できる可能性がある．
＊指導士会（登録勧奨と事務機能）への支援．

Keyword 介護予防，エビデンス，体操，障害高齢者の日常生活自立度，介護予防運動，介護予防の効果の判定

参考文献
1) 福井次矢・他：今日の治療指針，pp.1119-1121，医学書院，2006.
2) 中嶋美和・他：茨城県における介護予防事業（運動）の取り組み，第1回 シルバーリハビリ体操指導士養成事業の概要．地域リハビリテーション，4（9），870-874，2009.
3) 大田仁史：講演集（2）住民参加型の介護予防〜茨城県の介護予防とシルバーリハビリ体操．荘道社，2009.
4) 澤村誠志：地域リハビリテーション白書3．pp144-147，三輪書店，2012.
5) 小澤多賀子・他：介護予防ボランティア活動と認定割合に負の相関関係〜茨城県シルバーリハビリ体操指導士養成事業と地域の介護予防〜．介護保険情報，14，28-30，2013.
6) 内田智子・他：茨城県のシルバーリハビリ体操指導士養成事業の現状．月刊介護保険 211．pp52-57，2013.
7) 小澤多賀子：高齢ボランティアによる介護予防のための体操普及活動の有益性．筑波大学大学院人間総合科学研究学科，博士論文，平成26年度．

9. 退院してから苦難の
リハビリテーション

なぜ退院してから元気がなくなるのか

　在宅で生活する脳卒中等の後遺症者のような中途障害者に，やる気がないといわれる人が多いが，原因を本人の性格のようにみなしてしまうのは早計である．また，本人を叱咤激励すればよいというものでもない．

　本人の障害の「受容」を論ずる前に，社会の側が障害者を「受容」する力や素地をもっているか，その努力が十分であるかが問われなければならないだろう．

　南雲直二氏は，障害をおった人は二つの心の苦しみを受けると述べている．一つは自分自身の中から生じる苦しみで，これは本人が克服しなければならない．もう一つは他人に苦しめられる苦しみで，他者すなわち社会が変わらなければ解決しない苦しみとしている．

入院時と退院時の心身機能の比較

　澤俊二氏（金城大学教授）の研究によると，脳卒中者の入院時と退院時の比較でADLや機能をFIMやSIASでみると著しく改善しているが，うつ傾向（SDS）やQOL（QUIK）はまったく改善していない（p5，図5参照）．そのような状態で在宅生活が始まる．その傾向は退院後（発病1〜10年時）でも変わらない．

　身の回りのADLはそこそこ自立し，装具をつけて家の周辺を散歩できる程度の身体機能の改善はあっても，その能力は病前の健常時のそれと比べると比較にならないくらいレベルが低い．そのような能力で以後の生活や人生を組み立て直すことを短期間でできようはずがない．

　退院時は「からだはぼろぼろ，心はうつうつ」の状態といってよい．もちろん病院での対応の工夫もいるが限界がある．むしろ，生活の場である在宅や施設での気長いフォローとその受け皿づくりが重要であるといえる．

原因に7つの心（表4）

　筆者は，中途障害者が退院後，元気を失っていく理由をKJ法によって次の7つに分類し，具体的な支援法を模索してきた．

　①生活感覚の戸惑い

　②社会的孤立と孤独感

　③獲得された無力感

　④役割の変化と混乱

　⑤目標の変更ないしは喪失

表4　入院時と退院後の支援内容

	入院時の対策（援助者側）	退院後の対策（当事者側）
生活感覚の戸惑い	・一日の訓練プログラムをイメージする ・余暇時間を自分でプログラムする ・積極的に外泊・外出訓練を行う ・薬を自己管理する ・退院準備室などで自分の意思で生活する ・日記をつける	・家族に一般社会の媒介の役割を担ってもらう ・生活のプログラムを作成する ・日常生活行為を省力化する ・家屋の改造を行う ・補助器具を活用する ・先輩同病者（ピア）と行動を共にする ・活用できる社会資源を知る ・時を待つ
社会的孤立と孤独感	・繰り返し外出・外泊を行う ・外出・外泊の意味を家族に十分理解してもらう ・家族会やリハビリ教室を十分理解してもらう ・意識的に院内で患者同士のふれあいの機会をつくる ・退院後も病院と関係が継続するのを保証する ・地区担当の保健師がいれば教える ・集団で行うゲームや遊びを経験させておく ・いきいきヘルス体操を指導しておく	・地区担当の保健師がいれば連絡をとる ・患者会に入会する ・趣味の会などに参加する ・とにかく外出する ・家族と生活のペースが違うことを確認しあう ・障害をおってからの人間関係のひろがりを実感する ・インターネットで仲間を探す
獲得された無力感	・未経験のことに挑戦する機会をつくる ・入院中に100％の力を出させない ・退院後に達成感が得られるような指導をする ・時がたてばしっかりすることを保証する	・今までやっていたことを急いでやらない ・新しいことを経験し達成感を得る ・入院中にできなかったことを達成する ・行動範囲を少しずつ広げる
役割の変化と混乱	・家族内の役割の変化を考えてもらう ・集団のなかで存在（関係）役割があることを実感してもらう ・院内のできる用事を頼む ・他の患者について協力を依頼する ・すぐには生活に困らないことを保証する ・これまで果たしてきた役割を周囲で認める	・小さくても新しい役割を早く見つける ・患者会やリハビリ教室に参加し会の一員であることを自覚する ・趣味の会など，新しく帰属できる場を探す ・インターネットで仲間を探す
目標の変更ないしは喪失	・とりあえず明日の目標を立てさせる ・外泊の日を家族と話しあう ・日記をつける ・退院後続けてできることを探させる ・自分の計画，家族の計画を話しあわせ，調整する	・近未来に到達できる予定を立てる ・参加を保証されているリハビリ教室などの場に出かける予定を立てる ・楽しい計画を立てる ・少しずつ大きい目標や将来の計画を立てる ・小旅行の計画を立てる

表4　（つづき）

	入院時の対策（援助者側）	退院後の対策（当事者側）
可能性がわからない	・気晴らし的作業療法を行う ・新しいことに挑戦してもらう ・同病者の活躍をそれとなく伝える ・健者と別の世界があり活躍できることを知ってもらう ・外泊・外出を繰り返す ・外泊中にドライブや小旅行などを行う	・患者会やリハビリ教室などで同病者（ピア）とふれあう ・先輩と連れ立って行動してみる ・援助を受けながらでもできることをやってみる ・先輩の話を聞く ・自分の努力や苦労を人に話す ・旅行や外出をする
障害の悪化や再発の不安	・体調異常の訴えに即応し大きな事件でないことを客観的に見せる ・家族と一緒に予測されることについて説明する ・予測される症状を自分でチェックしてもらう ・先輩同病者とのふれあいの機会をつくる ・退院前に通所サービスに参加させる ・退院後の相談先（かかりつけ医など）を明確にする ・地区担当の保健師がいればその存在，名前を教える ・できれば退院前に連絡をとる ・再入院が可能であることを保証する ・退院後よくなっていくことが実感できる時期に退院できるようにする ・許される範囲で退院日を選択できるようにする ・くり返し外出・外泊をする	・できるだけ早く同病者（ピア）とのふれあいの場に参加する ・定例の患者会に参加する ・日記をつける．ことに天候と体調の関係を記載する ・症状を記録しておき，主治医に訊ねる ・定期的に検査を受ける．受ける日を確定しておく ・時を待つ

（大田仁史，2004）

⑥可能性がわからない

⑦障害の悪化や再発の不安

　なかでも「社会的孤立と孤独感」は最も危険な状態で，改善にはピアサポートが有効な手段であることを強調したい．

孤独地獄とピアサポート

　「孤独地獄」とは，芥川龍之介の短編小説に由来する．孤独の殻に入った状態とそれを破るピアサポートの関係を，筆者は**図46**のように説明している．

ピアの意味→患者会，家族の会

　同病者のふれあいの場として，患者会や家族の会は有効である．同病者の会は疾病ごとに多く存在する．リウマチ患者の会や頸髄損傷者の会，難病者の会，全国失語症友の会連合会，認知症の人と家族の会，などなど．

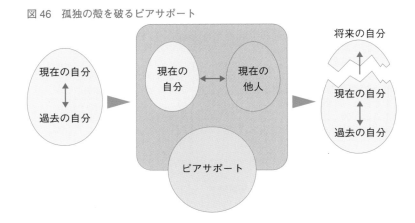

図46　孤独の殻を破るピアサポート

　市町村の機能訓練事業は閉じこもりの予防だけでなく，互いがピアサポートしあう場としても機能していた．残念なことに，2000（平成12）年の介護保険法施行と同時に激減し，ほとんどは消滅した．自立支援センターなどにはピアカウンセラーがいるところもある．

　同じような障害をおった仲間とふれあうと，「辛いのは自分だけではない」と思い，孤独感からとりあえずは解放される．他者と自分を見比べると，少し離れたところから自分をみることができるようになる．自分を客観視できるにつれて現実的な行動をとることができるようになる．

　その手始めに，どうしても仲間（ピア）が必要である．ピア同士は癒しあっている関係である．家族にとっても同様のことがいえる（p3，図3参照）．

在宅生活からみて入院中に取り組むべき課題

　表4のように，入院時と退院後の支援内容は多く考えられる．心だけでなくからだについても，入院中の「訓練」だけでなく，退院後も自分でできる体操を指導しておく（**図47**）．地域で患者のふれあい・交流の場（患者会）ができるようにするために，各リハビリテーション病院が，①集団訓練を行う→②退院したリハビリ患者の同窓会をつくる→③同窓会員を集めて患者会をつくる，の手順を踏むのがよいであろう．

　ちなみに診療報酬では，精神科の集団療法が認められており，その意味として①自己洞察の深化，②社会適応技術の習得，③対人関係の学習の3つを挙げている．これは身体障害者，高齢者にも当てはまる内容で，社会参加を目指すのであれば，その前段階に**集団訓練**，**集団アプローチ**があり，それにより**参加の心構え**

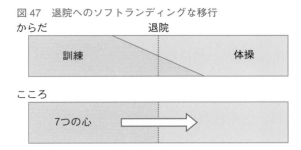

図 47　退院へのソフトランディングな移行

を築くことが重要であると考える．

リハビリテーション専門職種の仕事の特殊性

　入院中には解決しない身体障害や心理的課題，失語症のように長期にフォローしなければならない障害をおった人々に対して，専門職は入院中だけでなく退院後も強い関心を寄せ，具体的な活動の場を自ら創造していく態度と努力が求められる．病院に閉じこもった治療でよしとしていては，せっかくの病院活動も自己満足的なものに終わってしまう恐れがある．

　近年，自費リハビリテーションを求める人が増えている．入院自体に満足感を得られない原因には，日数制限などの制度上の問題もあるだろうが，入院中に「主として身体」にしかかかわってくれないため，患者が心理的に満たされていないからではないかと考えられる．リハビリテーション専門職は中途障害者がどのような気持ちで過ごしているのか考える必要がある．

Keyword 退院，うつ状態，患者会，家族の会，ピアサポート，社会的孤立，集団訓練

参考文献

1）澤　俊二・他：慢性脳血管障害者における機能障害・能力障害・精神機能低下等の関係─5年間追跡調査（第1報）入院・退院─．第59回日本公衆衛生学会（群馬），2000.
2）大田仁史：新・芯から支える．荘道社，2006.
3）南雲直二：障害受容．荘道社，1998.
4）南雲直二：社会受容．荘道社，2002.
5）竹内孝仁：通所ケア学．医歯薬出版，1996.
6）森山志郎・大田仁史：心が動く．荘道社，2001.
7）大田仁史：脳卒中後の生活．創元社，2005.
8）大田仁史：脳卒中者の集団リハビリテーション訓練の13原則．三輪書店，2010.

10. 閉じこもりの予防

寝たきりへのプロセス

　社会的孤立は，閉じこもりの状態である．閉じこもりが寝たきりや認知症につながることはよくいわれる．その概念は**図48**のように説明できる．

出ない，出さない，出られない

　本人が出たがらないことは多い．それぞれ理由はあるのだろうが，首に縄をつけてでも外出させるように工夫する．もちろん，ピアとのふれあいの場への参加が最初の目標である．

　出さないというのは，家族の理解が十分でないためで，閉じこもりの危険性（リスク）を知ってもらわなければならない．外出にも当然リスクは伴うが，自己責任という考えが基本である．寝たきりになるリスクでいえば，高齢者や障害者の場合，外出のリスクより閉じこもりのリスクのほうが高いと認識すべきであろう．

　人手や送迎の不備，物理環境のため外へ出られないということもある．それは援助する側や社会の側の責任である．

図48　閉じこもり症候群

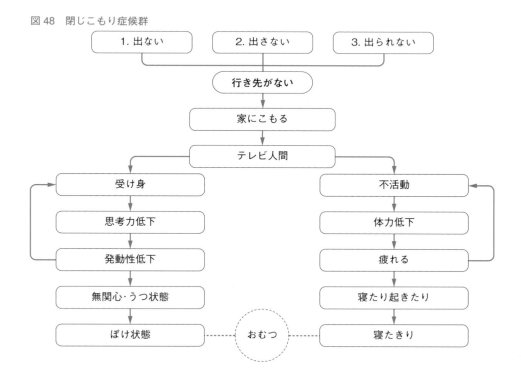

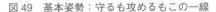

図49　基本姿勢：守るも攻めるもこの一線

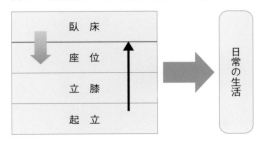

行き先がない，が最大の問題

　この問題が最も重要な課題に思われる．障害者が行ける場所，高齢者や障害高齢者が出かけられる場所があまりにも少ない．通所リハビリテーション（デイケア），通所介護（デイサービス），患者会，病院の待ち合いなど，数カ所程度の行き先しかなく，それで一生を送れというのは残酷であろう．行きたいときにどこへでも行けるということが原則で，タウンモビリティが重要なキーワードになる．

　国は，行き先づくりの対策として，「通いの場」づくりを推奨している．体操教室や認知症カフェなどがそれにあたる．しかし内容が玉石混交のため，類型化する必要があるといわれている．

訪問リハビリテーションの大目標

　意識性のある人への訪問リハビリテーションの大目標は，「外出」を考えることである．そのために通所リハビリテーションなどの具体的サービスがあるが，基本的には人づくりやタウンモビリティの活動を志向しなければならないだろう．

守るも攻めるもこの一線

　病期のすべての時期において，身体的に重要なことは「座位」がとれることである．ギャッチベッドで背もたれで起きているのではなく，床に足をしっかりつけて腰掛けることが重要である（**図49**）．

　寝ていることと座っている（背面解放端座位：背もたれなし座位）ことの違いは，質的な違いといえる．背面が解放され，軽い前傾姿勢を保つことで骨盤が立つことは，座るために必要な抗重力筋群の低下を防ぎ，嚥下や排泄も楽になる．また，目線を合わせてコミュニケーションもとれる．日常生活行為も寝ているのと座っているのとでは大きく異なる．これに比べ，座位から立つにいたる動作は量の違いである．疾病やけがの場合，できるだけ早く座ることを心がける．老い

図 50　越えねばならぬこの一線

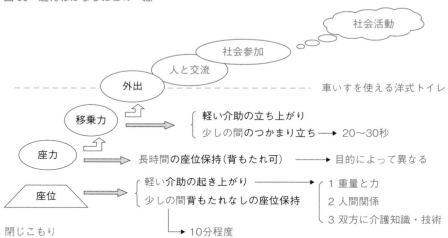

て機能が低下してきた場合も，できるかぎり座位を維持する．

　地域住民に対しても，このような基本的な教育啓発を常に行う必要がある．

越えねばならぬこの一線

　最低限の具体的な動作の目標として，**図 50** が考えられる．最下段の座位から始まるが，**基本はトイレで排泄できることをめざしている**．

人づくり，まちづくり，そしてノーマライゼーション

　地域には障害者にかかわる人や拠点が必要である．そこへ障害者が出向くことでさらに関心のある人や拠点が増える．障害者が外出すればバリアが発掘され，バリアフリーやタウンモビリティが課題になる．線から面への展開がまちづくりであり，人や拠点づくりが具体的な地域のエンパワメントの活動である．その累積がノーマライゼーションへとつながっていく．

　茨城県では 2000 年からヘルスロードを指定している．これは市町村，住民から推薦された，「だれでも安心して通れる道」で，県内に張り巡らそうという遠大な計画がある．遠い目標はタウンモビリティにあり，2019 年 3 月現在，1,200 km に及んでいる．

交通バリアフリー法から新法へ

　交通バリアフリー法は 2000（平成 12）年 5 月に成立した．高齢者，身体障害者の公共交通機関を利用した移動円滑化促進法という．概略は，**図 51**（茨城新聞，

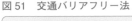

図 51　交通バリアフリー法

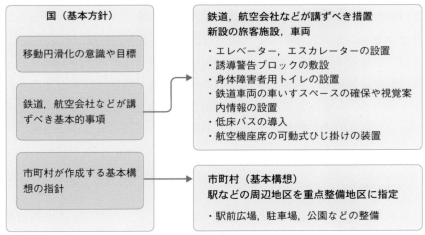

国（基本方針）	鉄道，航空会社などが講ずべき措置

国（基本方針）
- 移動円滑化の意識や目標
- 鉄道，航空会社などが講ずべき基本的事項
- 市町村が作成する基本構想の指針

鉄道，航空会社などが講ずべき措置
新設の旅客施設，車両
- エレベーター，エスカレーターの設置
- 誘導警告ブロックの敷設
- 身体障害者用トイレの設置
- 鉄道車両の車いすスペースの確保や視覚案内情報の設置
- 低床バスの導入
- 航空機座席の可動式ひじ掛けの装置

市町村（基本構想）
駅などの周辺地区を重点整備地区に指定
- 駅前広場，駐車場，公園などの整備

2000 年 10 月を参考）に示した．

　自治体が重点整備地区を指定し，利用者や事業所の意見を取り入れながら具体的な構想を決定する．また，建築物の側のハートビル法に基づくバリアフリー化と連携して，連続的な移動経路の確保の考えなどが高まり，同法は 2006（平成18）年にハートビル法と統合して，バリアフリー新法となった．ゆっくりではあるがノーマライゼーションの動きがみられる．また 2019 年の参議院選挙で 2 人の重度障害者が当選したことや 2020 年の東京パラリンピックの開催で，社会のバリアフリーの関心が高まっている．

閉じこもりのアセスメント

　閉じこもりの状態が寝たきり者を増やすことは通説になっており，さまざまな対策が練られてきた．何を「閉じこもり」というかの判断について，2000（平成12）年 6 月旧厚生省老人保健福祉局老人保健課が，閉じこもりの評価を発表した．30 項目からなり，タイプ 1 は介助を要する者，タイプ 2 は心理的な原因の者とした．20項目の簡易型「閉じこもり」アセスメントを巻末付録の**表 5**（p75）に示した．

Keyword 尊厳あるケア，社会的孤立，閉じこもり，訪問リハビリテーション，交通バリアフリー法

参考文献
1）大田仁史：新・芯から支える．荘道社，2006.
2）大田仁史：改訂　介護予防．荘道社，2003.
3）タウンモビリティ推進研究会（編著）：タウンモビリティとまちづくり．学芸出版社，1999.

11. 介護期・終末期の リハビリテーション

リハビリテーション医療・ケアの流れと目標設定

リハビリテーション医療・ケアの流れは**図52**のようになる.

急性期, 回復期のリハビリテーション医療の目標は比較的わかりやすい. 維持期・生活期の目標をどこにおくかは, 職場への復帰や趣味活動を考えると幅があり議論もあろう. しかし, 社会的孤立（閉じこもり）が危険であることを考えると, 同病者とのふれあいの場（同病者間活動）への参加は最低限の目標とすべきであろう.

境界が不明瞭

急性期から回復期, 回復期から維持期・生活期, そしてどこまでが維持期・生活期なのか境界は不明瞭である. ことに, 維持期についてはどこまでが維持期リハビリテーションかという議論が必要だが, 最期まで人間らしくということであれば, 境界は不明瞭だが「終末期リハビリテーション」までとしたほうが理解しやすい. 終末期にもリハビリテーションの考えかたと手法は十分応用できる.

維持期・生活期には障害を自分のものとしつつ, 生活や人生を見事に組み立て直している人もいるので, 維持期というより「展開期」としたほうがよいと長谷川幹氏（三軒茶屋リハビリテーションクリニック院長）はいう. 最近は生活期と呼ばれることが多くなった.

しかし, いずれ人は機能の低下で他者に依存しなければ生活できなくなるし, 世話を受け, 人生の終焉を迎えることになる. その時期を維持期・生活期に含ませるには無理がある.

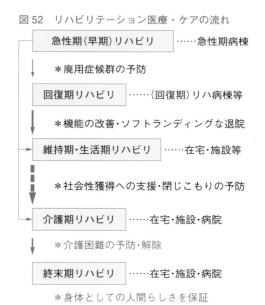

図52 リハビリテーション医療・ケアの流れ

| 急性期（早期）リハビリ | ……急性期病棟 |

＊廃用症候群の予防

| 回復期リハビリ | ……（回復期）リハ病棟等 |

＊機能の改善・ソフトランディングな退院

| 維持期・生活期リハビリ | ……在宅・施設等 |

＊社会性獲得への支援・閉じこもりの予防

| 介護期リハビリ | ……在宅・施設・病院 |

＊介護困難の予防・解除

| 終末期リハビリ | ……在宅・施設・病院 |

＊身体としての人間らしさを保証

流れの矢印の長さは期間を, 太さはサービスの量を, 破線は種類と長さを示す.

からだで示す終末期のケアとリハビリテーション

　「最期まで人間らしく」と願うのは，人として当然である．どのような姿であれ人間が人間でなくなるわけではない．「そのような人へのかかわりをリハビリテーションというかどうかは別として無視することはできない」と砂原茂一氏（故人・元国療東京病院名誉院長）[4]は述べている．

　「全人権的回復」の医学を主張するリハビリテーション医学が進んで切り込むべき領域である．

　主体的生活をなしえない重度障害者（児）や人生の終焉を迎えようとしている人々への積極的な取り組みは，比較的遅れている福祉領域や在宅でのケアにリハビリテーションの手法を導入できるきっかけになると考え，あえて，「終末期リハビリテーション」として維持期・生活期の後に置いた．これでリハビリテーション医療の流れは非常に座りがよくなる．筆者のいう「終末期リハビリテーション」とは，「自立が望めず自分の力で身体の保全をなしえない人々に対して，最期まで人間らしくあるよう，医療・看護・介護とともに行うリハビリテーション活動をいう」となる．

介護期リハビリテーション

　生後超重度の障害児や若い遷延性の意識障害の人で介護を受けるだけの人もいる．筆者の「終末期」の定義ではそのような人（児）も含まれてしまう．そのため，「終末期」という言葉に抵抗感を示す人がある．当然であろうと思い，介護期リハビリテーションという言葉をつくって，リハビリテーション医療・ケアの流れに組み込んだ（**図52**）．これにより地域で行うリハビリテーションは誰も切り捨てることなく，人の最期までかかわることができる．

　ちなみに，「介護期リハビリテーション」の内容の定義は従来の終末期リハビリテーションの定義とほぼ同様になる．そのため2018年全国介護・終末期リハ・ケア研究会は「終末期」の定義に「*生命の存続が危ぶまれる*」という内容を加え新しい定義とした．

新定義

加齢や傷病および障害のため，身の保全が難しく，かつ生命の存続が危ぶまれる人々に対して，最期まで人間らしくあるよう支え，尊厳ある最期を迎える権利を担保する包括的なリハビリテーション活動

（全国介護・終末期リハ・ケア研究会，2018）

　リハビリテーション医療・ケアの流れは**図 52** のようになるが，「**介護期・終末期リハビリテーションの目的と手法**」については，およそ以下のとおりである.

①清潔の保持（一定の関節可動域の確保など）

②不動による苦痛の解除（臥位，座位での体位変換，他動的関節可動域の維持・拡大，マッサージなど）

③不作為による廃用症候群の予防（体位の変換・シーティングなど）

④関節の著しい変形・拘縮の予防（他動的関節可動域の拡大・維持）

⑤安楽な呼吸の確保（体位，筋緊張の除去，肺理学療法など）

⑥経口摂取の確保（口腔ケア，嚥下リハビリテーションなど）

⑦尊厳ある排泄手法の確保（おむつの随時交換，ポータブルトイレやトイレへの誘導）

⑧家族へのケア（患者への尊厳ある対応）

　ここで展開される手法は，リハビリテーション医療のなかで培われてきたものである．これらの手法を現場でスムーズに導入するには専門の技術を必要とするであろう.

　近年，「安楽な呼吸の確保」は，終末期の呼吸リハビリテーションや呼吸ケアの専門職の中でも急速に関心が高まっている.

右肩下がりの評価

　介護報酬でも終末期のケア加算がなされるようになった．死亡日，死亡前の 4 日，30 日間の日数に加点されるのだが，その質的内容については言及がないため，今後の課題と思われる．これらの問題と関連して，右肩下がりの評価の研究が急がれる．筆者は①遺体の観察から終末期のケアの瑕疵をとう方法（**図 53**）と，②死に至る動作上のプロセスを J・ABC ランクの分類を活用して評価する 2 つの手法を提案してきた（**図 54**）．今後の研究を期待する[6].

図53　遺体採点（減点による）

1　顔貌　・普通 0・極度の痩せ 3・極度の浮腫 3・その他異様な顔貌（首がのけぞる）5

2　皮膚　・普通 0・床ずれ(小) 1・ 床ずれ(中) 3・床ずれ(大) 5
　　　　　・複数の床ずれ それぞれ加算・清潔にできない場所 3・傷やあざ 5
　　　　　・皮膚の汚れ 3(気管切開や胃ろうの傷は除く)

3　口腔　・きちんと閉じる 0・口が開く(小) 1・口が開く(中) 3 ・口が開く(大) 5
　　　　　・入れ歯が入らない 2・極度の舌苔や歯石 5
　　　　　　　　　　　　　　　　　　　　　　　　　・両肘が肩幅より広い 5
4　上肢　・組める 0・組めないが手が重なる 1・手が重ならない 3

5　下肢　・それぞれ10度以下の拘縮 0 ・股関節の45度以上の屈曲拘縮 5
　　　　　・両膝が肩幅より広い拘縮 5・足関節の45度以上の底屈拘縮 5

　　0　よい　1～3 普通　4～9 少し悪い　10～15　かなり悪い　16～非常に悪い
　　➡　ご遺体を観察し，減点法で採点する

図54　J・ABC ランクに基づく「終末期」のケアと身体活動のイメージ変化

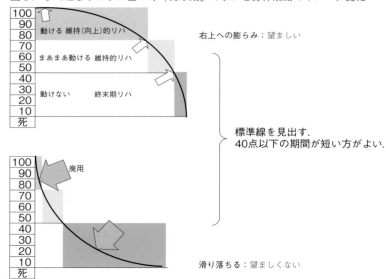

右上への膨らみ：望ましい

標準線を見出す．
40点以下の期間が短い方がよい．

滑り落ちる：望ましくない

Keyword リハビリテーション医療の流れ，急性期，回復期，維持期，介護期，終末期

参考文献
1）大田仁史：終末期リハビリテーション．荘道社，2002．
2）大田仁史・伊藤直栄（編著）：実技終末期リハビリテーション．荘道社，2003．
3）大田仁史：からだを通して心にふれる．医歯薬出版，2002．
4）砂原茂一：リハビリテーション．岩波新書，1980．
5）大田仁史：介護期リハビリテーションのすすめ．青海社，2010．
6）大田仁史：介護予防と介護・終末期リハビリテーション．荘道社，2015．

12. 地域リハビリテーションに かかわることなど

当事者の意見と当事者の参加

　国際障害者年〔1981（昭和56）年〕のテーマは完全参加とノーマライゼーションであった．

　「完全参加」は，最初からの参加ということであろう．当事者の意見がはじめから反映されるようにならなければならない．

第1回国際失語症週間：国際失語症協会の呼びかけ 〔2000（平成12）年6月〕

　国際失語症週間は国際失語症協会の呼びかけではじまり，失語症の正しい理解の普及や失語症者の社会参加を促進させるための啓発活動を行っている．国際失語症協会に加盟する国で同時に行われ，日本での第1回は東京都，長野県，熊本県，和歌山県，岐阜県，広島県，沖縄県の7か所で研修会やイベントが開かれた．しかし，その後の活動はやや下火になっている．

ボランティア活動の意味

　最近，ボランティアを志向する人々が増えている．暇つぶしではなく，他者のために無償で役立ちたいという人が増えるのは望ましい．

　これからの地域リハビリテーションの発展のために，このような人々が増えることはうれしいことである．その種類も多様になっている．

　以下のような効果が考えられる．
①自己学習・自己啓発として
②一般への啓発活動として
③オンブズマン機能
④利用者と社会，利用者とサービス提供者のコーディネーター
⑤フォーマルでは行き届かないサービスの提供

プロボノ

　専門職が職場以外で自分の知識や技術を提供することをプロボノ（Pro Bono Publico）という．「公共善のために」というラテン語が語源である．無償の場合も有償の場合もある．たとえば災害被災地でPTやOTが瓦礫撤去を手伝うのはボランティア活動だが，専門職能を生かして支援活動を行うのはそれにあたる．

　地域のために新しい活動を起こす場合，プロボノの考えで参加してくれる人が

必要になる．超高齢社会では一般の住民もボランティア活動を行うことから，専門職もプロボノの精神で地域活動を行ってほしい．新しい仕事はいわばプロボノで行わないと始まらないともいえる[4]．

障害者スポーツ

・パラリンピックは，金持ちの国のスポーツではないかという意見もある．
・競技者だけではなく，障害者の体力向上，レクリエーションのためにも，もっと施設や指導者の養成が望まれる．
・障害者だということだけでスポーツの楽しみから排除されるのは，ノーマライゼーションの思想からみても好ましいことではない．

ユニバーサルデザイン（UD）7つの原則

　ユニバーサルデザインは，バリアフリーとともに地域リハビリテーションにとって欠かせない考えかたである．ユニバーサルデザインの研究発祥の地は，米国ノースカロライナ州立大学センター・フォー・ユニバーサル・デザインで，所長のロン・メイス氏が7つの原則を定めた．やや「もの」を造ることへの偏りがあるという意見もある．

原則1．誰にでも使用できること（Equitable Use）

原則2．使いやすいこと（Flexibility Use）

原則3．使い方が分かりやすいこと（Simple and Intuitive Use）

原則4．必要な情報がすぐにわかること（Perseptible Information）

原則5．操作ミスや，危険を最小限にすること（Tolerance for Error）

原則6．楽に使えること（Low Physical Effort）

原則7．使用するための，十分な広さがあること（Size and Space for Approach and Use）

ADA 法

「障害をもつアメリカ人法（Americans with disabilities Act, 1990）；ADA 法（連邦法）」は，1990 年 7 月 26 日に施行された．アメリカに住む障害のある人たちに，社会参加する権利を保障し，そのために必要なホテル，レストラン，劇場，スポーツ施設や官庁などの公共施設，商業施設，飛行場，地下鉄，バスなどの交通機関を，障害の程度にかかわらず利用できるよう整備することを義務づけている．また，障害を理由に雇用や教育を差別することも禁じている．電話会社に対しては，耳の不自由な人や言語の不自由な人々向けの特別サービスを提供するよう，義務化されている．

日本では，障害者への差別を違法として禁止する法律がないため，それを明確に規定した「障害者差別解消法」の成立を促す議論が長年なされてきた．なお，2004 年には障害者基本法の一部が改正され，障害者に対して障害を理由として差別その他の権利利益を侵害する行為をしてはならない旨が規定されている．

障害者差別解消法〔2013（平成 25）年 6 月〕

2013（平成 25）年 6 月，障害者基本法に規定している障害に基づく差別の禁止について具体化するものとして，障害者差別解消法が成立した．国連の障害者権利条約の批准に必要な国内法として整備されたものである．

基本原則は障害を理由とする差別の禁止とされ，国・地方公共団体，民間事業者等は法的義務を負う．2016（平成 28）年 4 月に施行され，3 年を目途に必要な見直しを検討するとされている．

Keyword 国際障害者年，完全参加，ノーマライゼーション，ボランティア活動，障害者スポーツ，ユニバーサルデザイン，ADA 法，障害者差別解消法

参考文献
1) 全国失語症友の会連合会：中央記念講演会記録集．言葉の海 臨時増刊，50，2000.
2) 日本リハビリテーション医学会（監修）・スポーツ委員会（編集）：障害者スポーツ．医学書院，1996.
3) 澤村誠志：地域リハビリテーション白書 3．三輪書店，pp67-74，2013.
4) 嵯峨生馬：プロボノ—新しい社会貢献 新しい働き方—．勁草書房，2011.

[付録]　各種評価法等

表5　「閉じこもり」アセスメント（簡略版，厚生労働省，2000）

まず，あなたの性，年齢を教えてください　　1. 男　　2. 女　　年齢　　　　　歳
次の各質問に対して，当てはまるものに○をつけてください
1. あなたの世帯の家族構成を教えてください
　　1. 一人暮らし　2. 配偶者と二人暮らし　3. 配偶者以外と二人暮らし
　　4. その他（　　　　　　　　　　　　　　　）
2. 普段買い物，散歩，通院などで外出する頻度はどれくらいですか
　　1. 毎日1回以上　2. 2〜3日に1回程度　3. 1週間に1回程度　4. ほとんど外出しない
3. 友だち・近所の人あるいは別居家族や親戚と会っておしゃべりする頻度はどれくらいですか
　　1. 2〜3日に1回程度　2. 1週間に1回程度　3. 1か月に1回程度　4. ほとんどない
4. 外出するにあたっては，どなたかの介助が必要ですか　　　　　　　　1. はい　2. いいえ
5. 脳卒中（中風）のために，歩行や外出に不自由を感じますか　　　　　1. はい　2. いいえ
6. 心臓病や糖尿病のために，歩行や外出に不自由を感じますか　　　　　1. はい　2. いいえ
7. 膝，腰，足（下肢）などの痛みのために，歩行や外出に不自由を感じますか
　　　　　　　　　　　　　　　　　　　　　　　　　　　　　　　　1. はい　2. いいえ
8. 尿をもらしやすい（尿失禁）ために，外出を控えていますか　　　　　1. はい　2. いいえ
9. 目や耳が悪いために，歩行や外出に不自由を感じますか　　　　　　　1. はい　2. いいえ
10. 身体が不自由なため，外出して人に見られるのが恥しいという気持ちはありますか
　　　　　　　　　　　　　　　　　　　　　　　　　　　　　　　　1. はい　2. いいえ
11. 家の中で，趣味・楽しみ・好きでやっていることがありますか　　　1. はい　2. いいえ
12. 家の外で，趣味・楽しみ・好きでやっていることがありますか　　　1. はい　2. いいえ
13. 親しくおしゃべりしたり，行き来するような友だちは近くにいますか　1. はい　2. いいえ
14. あなたに気を配ったり，思いやったりしてくれる（同居あるいは近くに住んでいる）
　　家族はいますか　　　　　　　　　　　　　　　　　　　　　　　1. はい　2. いいえ
15. お住まい（主に生活する部屋）は3階以上にありますか　　　　　　1. はい　2. いいえ
16. 家の周辺は，坂があったり車の交通量が多かったりなどで，外出に不安を感じること
　　がありますか　　　　　　　　　　　　　　　　　　　　　　　　1. はい　2. いいえ
17. 自分で日用品の買い物ができますか　　　　　　　　　　　　　　　1. はい　2. いいえ
18. 自分で食事の用意ができますか　　　　　　　　　　　　　　　　　1. はい　2. いいえ
19. 自分で掃除や洗濯ができますか　　　　　　　　　　　　　　　　　1. はい　2. いいえ
20. 一人で電話をかけられますか　　　　　　　　　　　　　　　　　　1. はい　2. いいえ

　以下は，保健担当者の記入欄です（対象者の方は，記入する必要はありません）
　閉じこもりの有無　　　1. あり　　2. なし　　3. どちらとも言えない
　閉じこもりのタイプ　1. タイプ1　2. タイプ2　3. 混合型
　閉じこもりの原因と考えられるもの

　　日常生活の上で問題と思われる事項

　　想定されるサービス・事業

（厚生労働省老健局老人保健課，2000）

表6　Barthel Index（BI）

NO	項目	自立	部分介助	全介助	備考欄
				合計〔　　　点/100 点〕	
1	食事	10	5	0	
2	移乗	15	5〜10	0	
3	整容	5	0	0	
4	トイレ	10	5	0	
5	入浴	5	0	0	
6	歩行	15	10	0	
	（車椅子）	5	0	0	
7	階段昇降	10	5	0	
8	更衣	10	5	0	
9	便失禁	10	5	0	
10	尿失禁	10	5	0	

＊合計点は 0-100 点となる．100 点が完全自立．

食事
　10：自立，自助具などの装置可，標準的時間内に食べ終える
　5：部分介助（たとえば，おかずを切って細かくしてもらう）
　0：全介助

車椅子からベッドへの移乗
　15：自立，ブレーキ・フットレストの操作も含む（歩行自立も含む）
　10：軽度の部分介助または監視を要す
　5：座ることは可能であるが，ほぼ全介助
　0：全介助または不可能

整容
　5：自立（洗面，整髪，歯みがき，ひげ剃り）
　0：部分介助または全介助

トイレ動作
　10：自立，衣服の操作，後始末を含む，ポータブル便器などを使用している場合はその洗浄も含む
　5：部分介助，体を支える，衣服・後始末に介助を要する
　0：全介助または不可能

入浴
　5：自立
　0：部分介助または全介助

歩行
　15：45 m 以上の歩行，補装具（車椅子，歩行器は除く）の使用の有無は問わない
　10：45 m 以上の介助歩行，歩行器使用を含む
　5：歩行不能の場合，車椅子にて 45 m 以上の操作可能
　0：上記以外

階段昇階
　10：自立，手すりなどの使用の有無は問わない
　5：介助または監視を要する
　0：不能

着替え
　10：自立，靴，ファスナー，装具の着脱を含む
　5：部分介助，標準的な時間内，半分以上は自分で行える
　0：上記以外

排便コントロール
　10：失禁なし，浣腸，座薬の取扱いも可能
　5：時に失禁あり，浣腸，座薬の取扱いに介助を要する者も含む
　0：上記以外

排尿コントロール
　10：失禁なし，採尿器の取扱いも可能
　5：時に失禁あり，採尿器の取扱いに介助を要する者も含む
　0：上記以外

（Mahoney, F. I. & Barthel, D. W.：Functional evaluation；The Barthel Index. *Maryland State Med. J.*, 14（2）：61〜65, 1965.）

表 7　障害高齢者の日常生活自立度（寝たきり度）判定基準（厚生労働省）

生活自立	ランク J	何らかの障害を有するが日常生活はほぼ自立しており独力で外出する 　1.　交通機関等を利用して外出する 　2.　隣近所へなら外出する
準寝たきり	ランク A	屋内での生活は慨ね自立しているが，介助なしには外出できない 　1.　介助により外出し，日中はほとんどベッドから離れて生活する 　2.　外出の頻度が少なく，日中も寝たり起きたりの生活をしている
寝たきり	ランク B	屋内での生活は何らかの介助を要し，日中もベッド上での生活が主体であるが座位を保つ 　1.　車イスに移乗し，食事，排泄はベッドから離れて行う 　2.　介助により車イスに移乗する
	ランク C	1 日中ベッドで過ごし，排泄，食事，着替えにおいて介助を要する 　1.　自力で寝返りをうつ 　2.　自力で寝返りもうたない

表 8　認知症高齢者の日常生活自立度判定基準（厚生労働省）

ランク	判定基準
O	非該当（認知症なし）
I	何らかの認知症を有するが，日常生活は家庭内および社会的にはほぼ自立している
II	日常生活に支障をきたすような症状・行動や意思疎通の困難さが多少見られても，誰かが注意していれば自立できる
IIa	家庭外で上記 II の状態がみられる
IIb	家庭内で上記 II の状態がみられる
III	日常生活に支障をきたすような症状・行動や意思疎通の困難さが時々見られ，介護を必要とする
IIIa	日中を中心として上記 III の状態がみられる
IIIb	夜問を中心として上記 III の状態がみられる
IV	日常生活に支障をきたすような症状・行動や意思疎通の困難さが頻繁に見られ，常に介護を必要とする
M	箸しい精神症状や問題行動あるいは重篤な身体疾患がみられ，専門医療を必要とする

表9 SDS：自己評価式抑うつ性尺度（Self-Rating Depression Scale）

現在のあなたのお気持ちについて，それぞれの項目の最も適切なところの番号に例のように，1つずつ○をつけてください．

NO	質問項目	いいえ	ときに	たいてい	いつも
例	人に会うのが楽しい	1	2	③	4
1	気分が沈んでゆううつだ	1	2	3	4
2	朝がいちばん気分がよい	1	2	3	4
3	泣いたり泣きたくなったりする	1	2	3	4
4	夜よく眠れない	1	2	3	4
5	食欲は普通にある	1	2	3	4
6	異性に関心がある	1	2	3	4
7	やせてきた	1	2	3	4
8	便秘する（通じがない）	1	2	3	4
9	心臓がどきどきする	1	2	3	4
10	疲れやすい	1	2	3	4
11	考えはよくまとまる	1	2	3	4
12	何事もたやすくできる	1	2	3	4
13	落ち着かず，じっとしていられない	1	2	3	4
14	将来に希望がある	1	2	3	4
15	気分はいつもにくらべていらいらする	1	2	3	4
16	気楽に決心できる	1	2	3	4
17	自分は役に立つ必要な人間だと思う	1	2	3	4
18	自分の人生は充実している	1	2	3	4
19	自分が死んだ方が他人にとって幸せだと思う	1	2	3	4
20	日常生活に満足している	1	2	3	4

● 状況

（注）2，5，6，11，12，14，16，17，18，20は，逆にして点数を加算する
（Zung, W. W. K.：A self-rating depression scale. *Arch. Gen. Psychiat.*, 12：63〜70, 1965）

表10　QUIK：自己記入式 QOL 質問表（self completed Questionnaire for QOL by Iida and Kohashi）

質問事項	回答	
＊少しでもあてはまると感じたら，1の「はい」に○を，あてはまらないと感じたら2の「いいえ」に○をつけてください．ご自分でご記入になれない時は，ご家族等が手助けしてあげてください．あまり深く考えて厳密にお答えする必要はございません．		
1　便や尿の色がおかしい	1. はい	2. いいえ
2　ささいなことにこだわる	1. はい	2. いいえ
3　ぐっすり眠った気がしない	1. はい	2. いいえ
4　この数か月，面倒に巻き込まれている	1. はい	2. いいえ
5　頭痛がしたり，頭がボーッとすることがある	1. はい	2. いいえ
6　何度も聞き直すことがある	1. はい	2. いいえ
7　わずらわしいことがおっくうになってきた	1. はい	2. いいえ
8　生きていく張り合いがわいてこない	1. はい	2. いいえ
9　いつも体がだるい	1. はい	2. いいえ
10　すぐにカッとなったり，涙もろくなった	1. はい	2. いいえ
11　よく便秘や下痢をする	1. はい	2. いいえ
12　悩みが頭から離れない	1. はい	2. いいえ
13　すぐに立ちあがれない	1. はい	2. いいえ
14　熱中する気力がなくなった	1. はい	2. いいえ
15　人並みの働きができない	1. はい	2. いいえ
16　何もしないのに胸がドキドキする	1. はい	2. いいえ
17　社会の動きに関心がなくなった	1. はい	2. いいえ
18　異性への関心がなくなった	1. はい	2. いいえ
19　義理で付き合うのがおっくうだ	1. はい	2. いいえ
20　立ちくらみやめまいがする	1. はい	2. いいえ
21　毎日の生活が重荷になってきた	1. はい	2. いいえ
22　親しい友人はもういない	1. はい	2. いいえ
23　肩こり，腰の痛みがある	1. はい	2. いいえ
24　他の人を思いやることができなくなった	1. はい	2. いいえ
25　ちょっと動いただけでおしっこをもらす	1. はい	2. いいえ
26　陰口をされたり邪魔者扱いされている	1. はい	2. いいえ
27　家族との会話がなくなった	1. はい	2. いいえ
28　食欲がない	1. はい	2. いいえ
29　自分のことだけで精一杯だ	1. はい	2. いいえ
30　よくつまづく	1. はい	2. いいえ
31　なかなか病気がよくならない	1. はい	2. いいえ
32　励まされてもやる気が出ない	1. はい	2. いいえ
33　親戚，近所との付き合いをしなくなった	1. はい	2. いいえ
34　顔がむくむ	1. はい	2. いいえ
35　なにをしても面白くない	1. はい	2. いいえ
36　太りすぎ，やせすぎになってきた	1. はい	2. いいえ
37　目の上のコブみたいな嫌な人がいる	1. はい	2. いいえ
38　暮らしはけっして楽ではない	1. はい	2. いいえ
39　会いたい人がいなくなった	1. はい	2. いいえ
40　何度もおしっこをしたくなったり残尿感がある	1. はい	2. いいえ
41　将来に夢や希望はなく先行き不安だ	1. はい	2. いいえ
42　向上心がなくなった	1. はい	2. いいえ
43　根気がなくなった	1. はい	2. いいえ
44　季節感，現実感がない	1. はい	2. いいえ
45　ふと寂しくなったりする	1. はい	2. いいえ
46　眼が疲れやすかったり，物がゆがんで見えることがある	1. はい	2. いいえ
47　人前で話すとひどく疲れる	1. はい	2. いいえ
48　手足がむくんだり，しびれたりする	1. はい	2. いいえ
49　イライラして落ち着かない	1. はい	2. いいえ
50　周囲の人間関係はあまりよくない	1. はい	2. いいえ

「はい」の得点合計〔　　　　　〕

（飯田紀彦・小橋紀之：リハビリテーション医療における QOL．：渡辺俊之編；リハビリテーション患者の心理とケア．医学書院，2000，pp.137〜145.）

80

表11 QUIK集計表

no. 氏名＿＿＿＿＿＿＿＿					平成　年　月　日　第　回目評価				

【初回・中間・終了・フォローアップ】

＊「はい」に○がついた該当番号のアルファベットに○印をつける

No	a	b	c	d	No	a	b	c	d
1	a				27			c	
2		b			28	a			
3	a				29				d
4			c		30	a			
5	a				31	a			
6	a				32				d
7		b			33			c	
8				d	34	a			
9	a				35		b		
10		b			36	a			
11	a				37			c	
12		b			38				d
13	a				39			c	
14		b			40	a			
15				d	41				d
16	a				42				d
17				d	43	a			
18			c		44		b		
19			c		45		b		
20	a				46	a			
21				d	47			c	
22			c		48	a			
23	a				49		b		
24				d	50			c	
25	a				項目合計				
26		b							

＊各項目別得点
a. 身体機能尺度（20点満点）〔　〕点
b. 情緒適応尺度（10点満点）〔　〕点
c. 対人関係尺度（10点満点）〔　〕点
d. 生活目標尺度（10点満点）〔　〕点
QUIK総合計（a＋b＋c＋d）　〔　〕点

＊6段階評価
1. きわめて良好（0点）
2. 良好（1～3点）
3. 普通（4～9点）
4. いくぶん不良（10～18点）
5. 不良（19～29点）
6. きわめて不良（30点以上）

6段階評定　〔　　　　　〕

表12　老研式活動能力指標

	＊「はい」か「いいえ」に○をしてください.		
1. バスや電車を使って一人で外出できますか		1. はい	2. いいえ
2. 日用品の買い物ができますか		1. はい	2. いいえ
3. 自分で食事の準備ができますか		1. はい	2. いいえ
4. 請求書の支払いができますか		1. はい	2. いいえ
5. 銀行預金・郵便貯金の出し入れが自分でできますか		1. はい	2. いいえ
6. 年金などの書類が書けますか		1. はい	2. いいえ
7. 新聞を読んでいますか		1. はい	2. いいえ
8. 本や雑誌を読んでいますか		1. はい	2. いいえ
9. 健康についての記事や番組に関心がありますか		1. はい	2. いいえ
10. 友達の家を訪ねることがありますか		1. はい	2. いいえ
11. 家族や友達の相談にのることがありますか		1. はい	2. いいえ
12. 友人を見舞うことができますか		1. はい	2. いいえ
13. 若い人に自分から話しかけることがありますか		1. はい	2. いいえ

「はい」の得点合計〔　　　　　　〕

（古谷野　亘・他：地域老人における活動能力の測定―老研式活動能力指標の開発．日本公衆衛生雑誌, 34（3）：109～114, 1987）

表13　在宅の中高齢者の SR-FAI 標準値

N＝752	55～59歳		60～69歳		70～79歳		80～94歳	
	男	女	男	女	男	女	男	女
食事の用意	0.6(0.9)	2.8(0.7)*	1.0(1.1)	2.7(0.8)*	0.6(1.1)	2.3(1.1)*	1.1(1.3)	1.3(1.4)
食事の後片づけ	0.7(1.1)	2.8(0.7)*	1.3(1.2)	2.7(0.7)*	0.9(1.1)	2.6(0.9)*	1.0(1.1)	1.8(1.3)*
洗濯	0.7(1.1)	2.7(0.7)*	1.0(1.2)	2.8(0.7)*	0.8(1.2)	2.6(0.9)*	1.3(1.3)	1.8(1.2)
掃除や整頓	1.2(1.2)	2.8(0.7)*	1.8(1.1)	2.7(0.7)*	1.5(1.1)	2.6(0.8)*	1.4(1.3)	1.8(1.2)
力仕事	1.8(1.1)	2.6(0.9)*	2.0(1.0)	2.7(0.8)*	1.8(1.1)	2.4(1.1)*	1.9(1.2)	1.5(1.1)
買い物	1.3(1.1)	2.6(0.9)*	1.8(1.0)	2.7(0.7)*	1.6(1.1)	2.5(0.9)*	1.8(1.2)	1.8(1.3)
外出	2.1(0.9)	2.4(0.9)*	1.8(1.0)	2.3(1.0)*	1.5(1.1)	1.7(1.1)*	1.4(1.1)	1.5(1.2)
屋外歩行	2.3(1.0)	2.6(0.8)*	2.4(0.9)	2.7(0.6)*	2.2(1.1)	2.5(0.9)*	2.3(1.0)	2.1(1.2)
趣味	1.8(1.2)	2.3(1.0)*	1.8(1.3)	2.1(1.2)*	1.8(1.2)	1.8(1.3)*	1.6(1.4)	1.2(1.3)
交通手段の利用	2.5(0.9)	2.5(0.8)*	2.3(1.0)	2.5(0.8)*	2.3(0.9)	2.3(0.9)*	1.9(1.1)	1.4(1.2)
旅行	1.0(0.8)	1.4(0.9)*	1.0(0.8)	1.2(0.9)*	0.9(0.8)	1.0(0.9)*	0.8(0.7)	0.6(0.8)
庭仕事	1.2(1.2)	1.2(1.1)*	1.4(1.2)	1.4(1.2)*	1.6(1.3)	1.3(1.1)*	1.1(1.2)	1.0(1.1)
家や車の手入れ	1.6(1.1)	0.9(0.9)*	1.8(1.0)	0.7(0.8)*	1.6(1.1)	0.5(0.7)*	1.2(1.2)	0.1(0.4)*
読書	1.3(1.2)	1.7(1.2)*	1.8(1.2)	1.5(1.2)*	1.7(1.3)	1.2(1.2)*	1.5(1.4)	1.1(1.2)
勤労	2.4(1.2)	1.6(1.4)*	1.2(1.4)	0.8(1.2)*	0.5(1.1)	0.9(0.6)*	0.4(1.0)	0.1(0.3)
合計点	22.5(7.1)	32.9(8.8)*	24.4(8.3)	31.5(7.2)*	21.3(8.6)	28.2(8.6)*	20.7(11.5)	19.1(10.1)

（白土瑞穂・他：日本語版 Frenchay Activities Index 自己評価表およびその臨床応用と標準値．総合リハ, 27（5）：469～474, 1999.）

82

表14　社会生活能力評価―日本語版 FAI（Frenchay Activities Index）自己評価表

＊普段の生活の様子に関する 15 の質問に対して，最も近い回答を選びその番号（0，1，2，3）を〔　〕内に記入して下さい.
◎最近の 3 か月間の状態（問 1〜問 10）　　　　　　　　　合計得点〔　　　　　〕

0：していない　1：週 1 回未満であるがしている　2：週 1〜2 回程度している
3：ほとんど毎日している

　　1.〔　〕食事の用意：実際に献立，準備，調理をすること
　　2.〔　〕食事の後片付け：食器類を運び，洗い，拭き，しまう

0：していない　1：月 1 回未満であるがしている　2：月 1〜3 回程度している
3：週 1 回以上している

　　3.〔　〕洗濯：手洗い，コインランドリーなど洗濯方法は問わないが，洗い乾かすこと
　　4.〔　〕掃除や整頓：モップや掃除器を使った清掃，衣類や身の回りの整理・整頓など
　　5.〔　〕力仕事：布団の上げ下ろし，雑巾で床をふく，家具の移動や荷物の運搬など
　　6.〔　〕買い物：品物の数や金額を問わないが，自分で選んだり購入したりすること
　　7.〔　〕外出：映画，観劇，食事，酒飲み，会合などで出かけること
　　8.〔　〕屋外歩行：散歩，買い物，外出などのために，少なくとも 15 分以上歩くこと
　　9.〔　〕趣味：園芸，編物，スポーツなどを行う．テレビで見るだけでは趣味に含めない.
　　　　　　　　自分で何かをすることが必要である
　10.〔　〕交通手段の利用：自転車，車，バス，電車，飛行機などを利用する

0：していない　1：月 1 回未満であるがしている　2：月 1〜3 回程度している
3：少なくとも毎週している

　11.〔　〕旅行：車，バス，電車，飛行機などに乗って楽しみのために旅行をすること．出張
　　　　　　　など仕事のための旅行は含まない

0：していない　1：ときどき，草抜き，芝刈り，水まき，庭掃除などをしている　2：定期的に
している　3：定期的にしている．必要があれば，堀り起し，植えかえなどもしている

　12〔　〕庭仕事：

0：していない　1：電球その他の部品を取り替え，ネジ止めなどをしている　2：ペンキ塗り，
室内の模様替え，車の点検・洗車などをしている　3：家の修理や車の整備をしている

　13.〔　〕家や車の手入れ：

0：していない　1：半年に 1 回程度読んでいる　2：月 1 回程度読んでいる
3：月 2 回以上読んでいる

　14.〔　〕読書：通常の本を対象とし，新聞，週刊誌，パンフレット類はこれに含まない

0：していない　1：週に 10 時間未満働いている　2：週に 10〜30 時間働いている
3：週に 30 時間以上働いている

　15.〔　〕勤労：常勤，非常勤，パートを問わないが，収入を得るもの．ボランティア活動は
　　　　　　仕事に含めない

＊備考欄

(Holbrook. M. et al.：An Activities Index For Use with Stroke Patients. *Age and Ageing.*, 12：116〜170. 1983)

表15　HDS-R：改訂長谷川式簡易知能評価スケール

1	お歳はいくつですか？　（2年までの誤差は正解）		0　1	
2	今日は何年の何月何日ですか？　何曜日ですか？ （年月日，曜日が正解でそれぞれ1点ずつ）	年 月 日 曜日	0　1 0　1 0　1 0　1	
3	私たちがいまいるところはどこですか？ （自発的にできれば2点，5秒おいて，家ですか？　病院ですか？　施設ですか？　のなかから正しい選択をすれば1点）		0　1　2	
4	これから言う3つの言葉を言ってみてください．あとでまた聞きますのでよく覚えておいてください． （以下の系列のいずれか1つで，採用した系列に○印をつけておく） 1：a）桜　b）猫　c）電車　　2：a）梅　b）犬　c）自動車		0　1 0　1 0　1	
5	100から7を順番に引いてください．（100−7は？　それからまた7を引くと？　と質問する．最初の答えが不正解の場合，打ち切る）	(93) (86)	0　1 0　1	
6	私がこれから言う数字を逆から言ってください．（6-8-2，3-5-2-9を逆に言ってもらう，3桁逆唱に失敗したら，打ち切る）	2-8-6 9-2-5-3	0　1 0　1	
7	先ほど覚えてもらった言葉をもう一度言ってみてください． （自発的に回答があれば各2点，もし回答がない場合以下のヒントを与え正解であれば1点）a）植物　b）動物　c）乗り物		a：0　1　2 b：0　1　2 c：0　1　2	
8	これから5つの品物を見せます．それを隠しますのでなにがあったか言ってください． （時計，鍵，タバコ，ペン，硬貨など必ず相互に無関係なもの）		0　1　2 3　4　5	
9	知っている野菜の名前をできるだけ多く言って下さい． （答えた野菜の名前を右欄に記入する．途中で詰まり，約10秒間待ってもでない場合にはそこで打ち切る） 0〜5＝0点，6＝1点，7＝2点，8＝3点，9＝4点，10＝5点		0　1　2 3　4　5	
		得点合計		

（加藤伸司・他：老年精神医学雑誌，2：1339，1991）

表16　情緒的支援ネットワーク尺度（宗像恒次，澤俊二により一部改訂）

<u>あなたを支えてくれる人</u>についてお聞きします．「いる」か「いない」かの<u>一つに○</u>をして下さい．「いる」と答えた人は，〔　〕内で該当する人に○をしてください．
→回答例：1.　○いる〔家族，友人，その他〕　2.　いない

No	質問項目	回答
1	会うと心が落ちつき安心できる人	1.　いる〔家族，友人，その他〕　2.　いない
2	常日頃あなたの気持ちを敏感に察してくれる人	1.　いる〔家族，友人，その他〕　2.　いない
3	あなたを日頃評価し，認めてくれる人	1.　いる〔家族，友人，その他〕　2.　いない
4	あなたを信じてあなたの思うようにさせてくれる人	1.　いる〔家族，友人，その他〕　2.　いない
5	あなたが成長し，成功することをわがことのように喜んでくれる人	1.　いる〔家族，友人，その他〕　2.　いない
6	個人的な気持ちや秘密をうち明けることができる人	1.　いる〔家族，友人，その他〕　2.　いない
7	お互いの考えや将来のことなどを話し合うことのできる人	1.　いる〔家族，友人，その他〕　2.　いない
8	甘えられる人	1.　いる〔家族，友人，その他〕　2.　いない
9	あなたの行動や考えに賛成し，支持してくれる人	1.　いる〔家族，友人，その他〕　2.　いない
10	気持ちが通じあう人	1.　いる〔家族，友人，その他〕　2.　いない

8点以上：ネットワークが強い，6〜7点：普通，5点以下：ネットワークが弱い
（宗像恒次：健康と病気の社会・心理・文化の背景；行動科学からみた健康と病気．メヂカルフレンド社，1996, pp.1-44.）

表17　基本チェックリスト

No.	質問項目	回　答 (いずれかに○をお付け下さい)		
1	バスや電車で1人で外出していますか	0. はい	1. いいえ	
2	日用品の買物をしていますか	0. はい	1. いいえ	
3	預貯金の出し入れをしていますか	0. はい	1. いいえ	
4	友人の家を訪ねていますか	0. はい	1. いいえ	
5	家族や友人の相談にのっていますか	0. はい	1. いいえ	
6	階段を手すりや壁をつたわらずに昇っていますか	0. はい	1. いいえ	運動
7	椅子に座った状態から何もつかまらずに立ち上がっていますか	0. はい	1. いいえ	
8	15分位続けて歩いていますか	0. はい	1. いいえ	
9	この1年間に転んだことがありますか	1. はい	0. いいえ	
10	転倒に対する不安は大きいですか	1. はい	0. いいえ	
11	6ヵ月間で2〜3kg以上の体重減少がありましたか	1. はい	0. いいえ	栄養
12	身長　　　　cm　体重　　　　kg（BMI＝　　　）（注）			
13	半年前に比べて固いものが食べにくくなりましたか	1. はい	0. いいえ	口腔
14	お茶や汁物等でむせることがありますか	1. はい	0. いいえ	
15	口の渇きが気になりますか	1. はい	0. いいえ	
16	週に1回以上は外出していますか	0. はい	1. いいえ	閉じこもり
17	昨年と比べて外出の回数が減っていますか	1. はい	0. いいえ	
18	周りの人から「いつも同じ事を聞く」などの物忘れがあると言われますか	1. はい	0. いいえ	認知症
19	自分で電話番号を調べて，電話をかけることをしていますか	0. はい	1. いいえ	
20	今日が何月何日かわからない時がありますか	1. はい	0. いいえ	
21	（ここ2週間）毎日の生活に充実感がない	1. はい	0. いいえ	うつ
22	（ここ2週間）これまで楽しんでやれていたことが楽しめなくなった	1. はい	0. いいえ	
23	（ここ2週間）以前は楽にできていたことが今ではおっくうに感じられる	1. はい	0. いいえ	
24	（ここ2週間）自分が役に立つ人間だと思えない	1. はい	0. いいえ	
25	（ここ2週間）わけもなく疲れたような感じがする	1. はい	0. いいえ	

（注）BMI（＝体重［kg］÷身長［m］÷身長［m］）が18.5未満の場合に該当とする.

特定高齢者の候補者の選定
市町村は，第1号被保険者（要介護者及び要支援者を除く．以下同じ.）について，基本チェックリストを実施し，地域支援事業実施要綱に定める以下の基準に従い，特定高齢者の候補者を選定する.
基本チェックリストにおいて次のiからivまでのいずれかに該当する者
　i　1から20までの項目のうち10項目以上に該当する者
　ii　6から10までの5項目のうち3項目以上に該当する者
　iii　11及び12の2項目すべてに該当する者
　iv　13から15までの3項目のうち2項目以上に該当する者

索　引

【あ行】

新しいアイデンティティの確立　7
新しい支え合い　11
新しい地域支援事業　25, 38
新しいまちづくり　12
安楽な呼吸の確保　70
医学教育　17
行き先がない　64
維持期　4, 9, 20, 40, 41, 68
意識の障壁　15
遺体採点　71
一次社会参加　36
一次予防対象者　46
一体的介護予防　41
一般高齢者　25
一般の教育・啓発　18
医療・介護施設間連携　9
医療介護総合確保推進法　37
医療提供の場　21, 28
医療提供の理念　28
医療と介護　12
医療法　28
インクルーシブ社会　10
インクルージョン　10
インスリン　18
うつ傾向　4, 59
運営協議会　46
運動器系　25
エアロビック　53
嚥下　65
応益負担　32
オンブズマン的機能　42

【か行】

介護　40
介護医療院　22
介護期　41
介護期・終末期リハビリテーションの目的と
　手法　70
介護給付　25
介護期リハビリテーション　69
介護困難の予防・解除　40
介護の社会化　38
介護保険　4, 16, 21, 25
介護保険下で介護予防に働く力　42

介護保険法　12, 24, 28, 38
介護保険法第4条　40, 50
介護予防　4, 6, 9, 16, 25, 28, 34, 38,
　40, 44, 50
介護予防事業　54
介護老人保健施設　20, 24
改造可能住宅　21
回復期　9, 20, 41, 68
回復期リハビリテーション病棟　38
家族　3, 7
家族支援　4
家族の会　61
家族の介護疲れ　20
家族へのケア　70
家族や自分自身の問題　8
活動指針　10
カバーできる能力　20
通いの場　65
看護教育　17
患者会　61, 65
関心のベクトル　4
関節の著しい変形・拘縮の予防　70
機能改善　40
機能訓練事業　24, 25, 35, 62
機能や活動能力　10
基盤づくり　15
急性期　9, 16, 20, 40, 41, 68
教育・啓発活動　17
教育システム　19
協業　20
共通の目的　20
協働　16, 17
協力　17
国及び都道府県の責務　12
ケアプラン　42
経口摂取の確保　70
継続的　8, 9, 10
啓発活動　10
血糖値　18
元気高齢者　46
健康紙芝居　58
健康増進　40
現代医学の関心　2
広域支援センター　29
後期高齢者　4, 5, 12, 41
公共善のために　72

交通バリアフリー法　　66
公平・中立性　　44
高齢者介護研究会　　5
高齢者の医療の確保に関する法律　　35
越えねばならぬこの一線　　66
コーディネーター　　20
呼吸器系　　25
呼吸リハビリテーション　　70
国籍　　18
互助　　48
孤独地獄　　61
個別訓練　　23
個別性　　22
コミュニケーション　　65

【さ行】

災害　　10
在宅　　20, 21
在宅介護支援センター　　46
魚の骨　　14
支えづくり　　10
参加の心構え　　62
支援システム　　9, 10
支援費制度　　32
自己洞察の深化　　62
自助　　48
自助自立　　16, 28
疾病　　10
指定事業所の努力　　42
死に至る動作上のプロセス　　70
自費リハビリテーション　　21, 64
社会参加　　9, 23
社会資源　　20
社会受容　　7
社会性獲得　　23
社会適応技術の習得　　62
社会的孤立　　62, 64, 68
社会的入院　　22
社会福祉協議会　　46, 57
社会福祉士　　46
宗教　　18
住宅　　12, 19
集団アプローチ　　62
集団訓練　　23, 25, 62
柔軟性　　50
終末期　　16, 20, 41

終末期リハビリテーション　　40, 68
住民参加型　　10
受益者負担　　33
主として身体　　21, 63
主任ケアマネジャー　　46, 47
受容　　59
俊敏性　　50
障害　　10
障害学　　51
障害者雇用　　19
障害者差別解消法　　74
障害者支援区分　　32
障害者自立支援法　　32
障害者総合支援法　　32
障害者対策に関する基本計画　　18
障害の発生・進行予防　　9
障害別バリア　　22
情緒的支援ネットワーク尺度　　4
ショートステイ　　20, 24
職域縁　　3
職業能力開発　　19
自立支援　　28
自立支援センター　　62
シルバーリハビリ体操　　18, 23, 50, 54
人種　　18
心身　　21
人生　　7
心臓大血管系　　25
心臓の電気ショック　　18
人的資源　　15
心肺機能　　50
心肺蘇生術　　18
推進課題　　9
砂原茂一　　69
スペース　　22
生活期　　4, 9, 20, 68
生活機能　　10
生活期リハビリ　　40
生活圏域　　10
生活困難者　　10
生活支援　　12, 16
生活支援活動　　58
生活者としての人　　2
生活習慣病　　40, 53, 57
清潔の保持　　70
制限　　7

制度外ニーズ　　10
制度的　　15, 18
性別　　18
制約　　7
セーフティーネット　　53
背もたれなし座位　　65
先見的　　8
全国介護・終末期リハ・ケア研究会　　69
全人権的回復　　69
専門医　　18
専門職　　18
専門職の仕事　　17
総括的な支援活動　　10
早期座位確保　　17
早期発見　　40
総合承認施設　　25
総合的　　10
ソーシャルキャピタル　　48
組織化　　9
組織化活動　　16
尊厳　　6, 44
尊厳ある排泄手法の確保　　70
尊厳の保持　　34, 44

【た行】

第2次医療法　　21
第2次医療法改正　　21, 28
第5条　　12, 40
体系的　　8, 16, 20
対人関係の学習　　62
体操教室　　65
タイプ1　　67
タイプ2　　67
タウンモビリティ　　19, 21, 65, 66
出さない　　64
多職種協働体制の強化　　9
立場を理解　　20
団塊世代　　12
短期入所生活　　20
地域縁　　3
地域介護　　44
地域ぐるみ　　10
地域支援事業　　6, 25, 36, 37, 42, 44, 46
地域生活の縁　　3
地域づくり　　10
地域におけるリハビリテーションの提供体制

31
地域のエンパワメント　　7, 66
地域のリハビリテーション　　14
地域包括ケア研究会　　48
地域包括ケアシステム　　6, 12, 37
地域包括支援事業　　46
地域包括支援センター　　6, 25, 32, 44,
46, 47, 57
地域密着型の施設　　44
地域リハ広域支援センター　　32
地域リハビリテーション　　4, 7, 10, 20
地域リハビリテーション活動支援事業　　10
地域リハビリテーション広域支援センター
31, 47
地域リハビリテーションコーディネーター
15, 47
地域リハビリテーション支援活動　　25
地域リハビリテーション支援体制　　24,
29, 30
地域リハビリテーション支援体制推進事業
25, 28, 38
地域リハビリテーション推進支援体制　　47
地域リハビリテーション・ステーション
29
地域リハビリテーションの定義　　8
地域リハビリテーション力　　15
チームワーク　　17, 20
地区担当制　　35
中間施設　　23
調整　　17
直接的支援活動　　16
治療　　21
治療的リハビリテーション　　4
終の場　　4
通所介護　　65
通所サービス　　16, 20
通所リハビリテーション　　21, 24, 25,
28, 65
定期検診　　40
デイケア　　28
デイサービス　　24
テクノエイド　　19
出ない　　64
出られない　　64
転倒予防　　53
東京パラリンピック　　67

動作学　　51
当事者　　18
糖尿病　　18
同病者間活動　　68
特殊ニーズ　　19
特定高齢者　　25, 46
特定疾病　　25, 39
特別養護老人ホーム　　20, 44
閉じこもり（症候群）　　17, 24, 40, 64, 67,
　68
都道府県リハ協議会　　32
都道府県リハ支援センター　　32

【な行】

仲間　　62
慣れたところ　　8, 9
二次社会参加　　36
二次予防対象者　　46
日常生活圏域　　12
日数上限　　25
日数制限　　21
入院　　20
入所サービス　　16
人間らしく　　10
認知症カフェ　　11, 65
認知症サポーター　　10
認定審査会　　38
寝たきり　　64
寝たきり予防　　40
ネットワーク　　3, 9, 17, 48
脳血管障害系　　25
ノーマライゼーション　　66

【は行】

ハートビル法　　67
排泄　　65
背面解放端座位　　65
廃用症候群（の予防）　　9, 10, 17, 40, 70
発生を予防　　9
バリアフリー　　21, 22, 66, 73
バリアフリー化　　18
バリアフリー新法　　67
ピア　　62
ピアサポート　　25, 61
人柄　　20
避難生活　　10

病診連携　　16
貧困　　18
フォローする　　50
福祉空間整備等交付金　　44
二つの心の苦しみ　　59
物理的　　15, 18
不動による苦痛の解除　　70
ふれあいの場　　64, 68
フレイル　　40, 41
プロボノ　　72
分業　　20
包括ケア病棟　　22
包括的　　8, 20
包括的地域ケア　　3
包摂　　10, 15
訪問サービス　　16
訪問リハビリテーション　　25, 28
包容力のある地域　　7
保健　　40
保健師　　36, 46
ボランティア　　42
ボランティア活動　　10, 24, 72

【ま行】

マインド　　22
マシン　　22
マネー　　22
マネジメント　　22
守るも攻めるもこの一線　　65
マンパワー　　22
右肩下がりの評価　　42, 70
身近で素早く　　8
民族　　18
メタボ予防　　53
目的志向的体操　　23, 51

【や行】

友人縁　　3
友人支援　　4
ユニバーサルデザイン　　19, 21, 22, 73
要支援者　　25
予防　　12, 21
予防給付　　25
予防重視型システム　　44, 45

【ら行】

ライフステージ　9
リーダー　20
リハビリテーション　6, 7, 21
リハビリテーション医療・ケアの流れ　68
リハビリテーション機能　23
リハビリテーション協議会　29
リハビリテーションサービス　10
リハビリテーション支援センター　29
リハビリテーション前置（主義）　4, 28, 38
リハビリテーション・ニーズ　7
リハビリ難民　36
療養介護　20
リンケージ　17
歴史的報告　41
連携　14, 16
連携活動　9
連携指針　16
老人保健施設　23, 24, 44

老人保健法　24, 25, 35

【数字・欧文】

1次予防　25
3つのM　22
4つのバリア　15, 18
4つの縁　3
6M1S　22
7つの原則　73
7つの心　59
2015年の高齢者介護　5, 33
2015年問題　5
2025年問題　5
2040年に向けた挑戦　48
ADA法　74
FIM　59
ICF　14
J・ABCランク　53, 72
KJ法　59
QOL　4
REAIM法　56
SIAS　59

【著者略歴】

大田 仁史
おお た ひと し

1936年 香川県高松市に生まれる
1962年 東京医科歯科大学医学部卒業
1963年 東京医科歯科大学整形外科学教室
1973年 伊豆逓信病院第二理学診療科部長
1990年 NTT 伊豆逓信病院リハビリテー
     ションセンター長
1993年 NTT 伊豆逓信病院副院長
1995年 茨城県立医療大学教授
1996年 茨城県立医療大学付属病院長
2005年 茨城県立健康プラザ管理者
     茨城県立医療大学名誉教授
2015年 茨城県立医療大学附属病院
     名誉院長
2016年 NPO 法人日本健康加齢推進機構
     理事長

日本リハビリテーション医学会功労会員，全
国地域リハビリテーション研究会顧問，日本
リハビリテーション病院・施設協会顧問，茨
城県地域リハビリテーション普及促進協議会
会長，健康いばらき推進協議会相談役ほか

[著書]いきいきヘルス体操（1985），心にふ
れる（1993），堪忍袋の緒（1993），芯から支
える（1994），かばい手の思想（1996），介護
予防（2000），終末期リハビリテーション
（2002），[以上荘道社]，全面改訂版新しい介
護（2014），「老い方」革命（2004），実用介護
辞典（2005），介護予防リハビリ体操大全集
（2010）[以上講談社]，介護予防のいっぱつ
体操（2006）[以上 NHK 出版]，目でみる介
護予防 いきいきヘルスいっぱつ体操，から
だを通して心にふれる—アルバム・地域リ
ハビリテーションのあゆみ（2002），骨・関節 X
線像の読み方（1977），地域リハビリテーショ
ン最前線（監修，1999）[以上医歯薬出版]，
介護期リハビリテーションのすすめ[青海
社]，リハビリテーション入門（2012）[IDP
出版]，大田仁史のハビリスを考える備忘録
（2011），同Ⅱ（2013），同Ⅲ（2013）[三輪書
店] その他多数

地域リハビリテーション原論 Ver.7　ISBN978-4-263-26612-0

2001 年 9 月 10 日　第 1 版第 1 刷発行
2002 年 4 月 10 日　第 2 版第 1 刷発行
2004 年 3 月 20 日　第 3 版第 1 刷発行
2006 年 4 月 10 日　第 4 版第 1 刷発行
2010 年 1 月 15 日　第 5 版第 1 刷発行
2014 年 1 月 10 日　第 6 版第 1 刷発行
2020 年 2 月 10 日　第 7 版第 1 刷発行

　　　　　　　　　　著　者　大　田　仁　史
　　　　　　　　　発行者　白　石　泰　夫
　　　発行所　医歯薬出版株式会社
〒 113-8612 東京都文京区本駒込 1-7-10
TEL.(03)5395-7628(編集)・7616(販売)
FAX.(03)5395-7609(編集)・8563(販売)
https://www.ishiyaku.co.jp/
郵便振替番号　00190-5-13816

乱丁，落丁の際はお取り替えいたします　　　印刷・三報社印刷／製本・愛千製本所
© Ishiyaku Publishers, Inc., 2001, 2020. Printed in Japan